肠胃病的
治疗与调养

李景南／主编

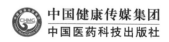

中国健康传媒集团

中国医药科技出版社

内容提要

胃炎、溃疡、肠炎、肝炎、脂肪肝、肝硬化、胆结石等常见的肠胃疾病有哪些症状，该进行哪些检查，是否需要用药，有什么治疗方法，治疗、康复期间的饮食调养，消化内科专家会一一为您详解，帮助您的肠胃恢复健康状态。

图书在版编目（CIP）数据

肠胃病的治疗与调养 / 李景南主编. —北京：中国医药科技出版社, 2019.5
ISBN 978-7-5214-1083-9

Ⅰ.①肠…　Ⅱ.①李…　Ⅲ ①胃肠病－防治　Ⅳ.①R573

中国版本图书馆CIP数据核字(2019)第066425号

肠胃病的治疗与调养

美术编辑　陈君杞

版式设计　大隐设计

插　图　陈虹宇　刘依洋

出版　中国健康传媒集团 │ 中国医药科技出版社

地址　北京市海淀区文慧园北路甲 22 号

邮编　100082

电话　发行：010-62227427　邮购：010-62236938

网址　www.cmstp.com

规格　710×1000mm $^{1}/_{16}$

印张　9 $^{1}/_{2}$

字数　115 千字

版次　2019 年 5 月第 1 版

印次　2022 年 11 月第 2 次印刷

印刷　北京盛通印刷股份有限公司

经销　全国各地新华书店

书号　ISBN 978-7-5214-1083-9

定价　38.00 元

获取新书信息、投稿、为图书纠错，请扫码联系我们。

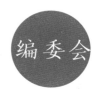

编委会

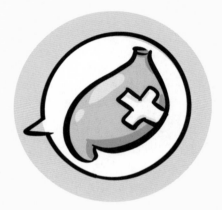

前言

　　肠胃病是常见病、多发病，总发病率占我国总人口的30%，各大医院门诊患者中有1/2是因为肠胃不适而就诊，其中须急诊入院治疗者约占急诊患者的25%。在世界范围内，因消化系统疾病死亡的人数，占总死亡人数的14%。

　　我每天接诊的患者中，有受多年肠胃病困扰的老病号，也有突发肠胃不适的患者，他们之中大部分都对自身消化系统一知半解，对为什么肠胃会出毛病、应该怎样配合治疗等问题更是一头雾水。作为临床医生，我们可以基于对疾病发生发展机制的了解以及临床治疗经验，来判断患者的病情，给出合适的治疗和康复方案。但患者却大多缺乏这种判断力。

　　消化系统疾病的诊疗水平突飞猛进，普通百姓对消化系统疾病的了解还停留在胃疼、反酸、腹泻、便秘等简单的症状上。一方面是患者深受病痛折磨，期盼医生的帮助，另一方面却是受到诊疗时间的限制，医生不能给患者详细的治疗说明和解释。我深觉除了做检查、看片子、开处方、做手术，医生更应该做好医学科普，让更多患者了解消化系统疾病，更好地配合治疗、预防疾病发生。

　　专业的医学术语、名词和复杂的医学知识，需要通俗化、形象化，才能让患者看得明白。因此，编写本书时我们在临床实际工作的基础上，总结、精选了患者常会提出的疑问和遇到的情况，从治病、防病的角度，用通俗化的语言介绍了胃炎、消化性溃疡、肠炎、肝炎、脂肪肝、胆结石等常见消化系统疾病的治疗与调养。文中有图、用图释文的表现方式既能直观、形象地表达器官、系统的结构和功能，又能让读者觉得有意思、愿意读，更快速、简单地接收到书中的医学知识。

　　希望大家通过阅读此书，对常见的消化系统疾病有更多了解，养成健康的生活方式，给肠胃添动力，健康常相伴。也希望致力于医学科普的医生们能读到这本书，给他们提供一些向患者普及医学知识的资料，把健康资讯带给更多人。

编者
2019 年 3 月

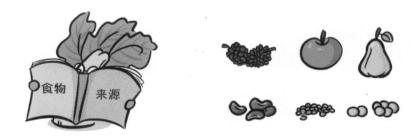

目 录
Table of Contents

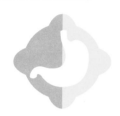

第一章

从口腔问题窥探肠胃健康

第二章

胃酸反流伤食管

第三章

从消化不良到慢性胃炎，究竟有多远

第四章

谨防消化性溃疡和消化道出血

第五章

"肠"寿健康动起来

第六章

肠道炎症不可忽视

第七章

肠胃健康还需要肝胆胰相照

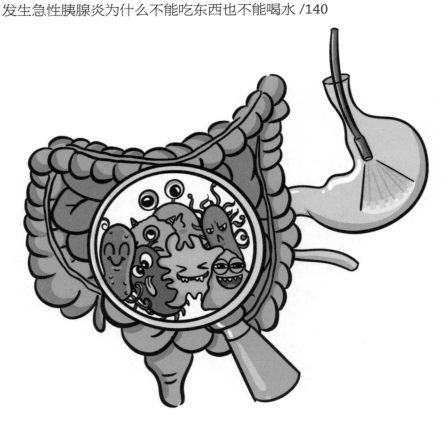

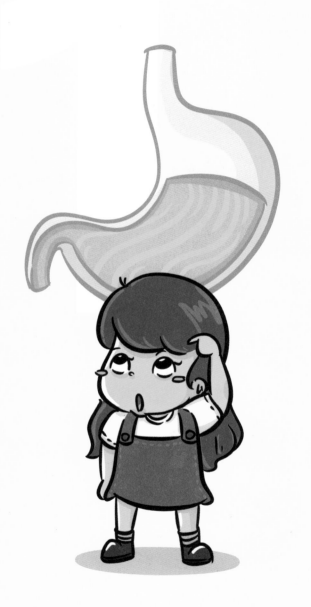

第一章
从口腔问题窥探
肠胃健康

口腔溃疡就是上火吗

口腔溃疡和上火并不是完全等同的概念。

除了一些罕见情况，如严重的系统性疾病（例如白塞氏病），或严重的营养缺乏之外，通常反复发作的口腔溃疡是由于自身免疫因素、遗传因素所造成的，与"上火"无关。还有一些口腔溃疡是由于口腔的破口愈合不良造成的，如牙齿割伤、咬伤等，也称为"创伤性口腔溃疡"。

所谓"上火"并不是一个西医的概念，但很多时候可以解释为过敏或轻度炎症状态导致的牙龈和上颚水肿，这种状态下，口内黏膜因为食物刺激或牙齿摩擦等造成的黏膜小伤口不容易愈合，就可能造成口腔溃疡。

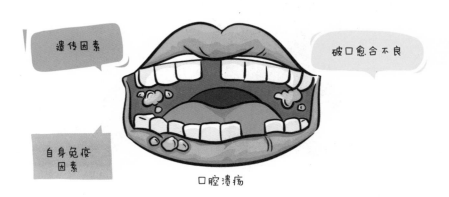

口腔溃疡

口腔溃疡能自愈吗

除外一些罕见的特殊疾病,例如白塞氏病、口腔癌等,通常的**良性口腔溃疡都是可以自愈的**。

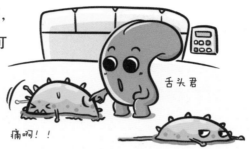

但如果口腔溃疡持续的时间比较长,超过一个月仍然没有愈合,就需要口腔科就诊,做进一步检查来排除一些疾病。

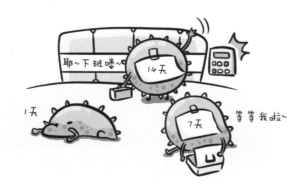

如何快速治愈口腔溃疡

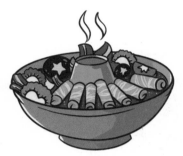

滚烫食物

口腔溃疡期间要减少对溃疡的机械刺激，如少吃酸辣、硬制、滚烫、刺激性的食物，以温和清淡、富含营养元素的食物为主。

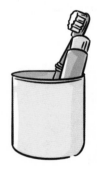

刷牙漱口

并注意保持口腔清洁，坚持漱口、刷牙，切勿因为嘴疼而不认真刷牙。

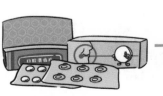

口服药片、贴溃疡贴

服用维生素、使用西地碘片等药物减少口腔细菌、局部使用外用激素类药物（如各种溃疡贴、溃疡膏），对促进创面愈合可能有或多或少的作用。

防治口腔溃疡复发的
方法有哪些

反复在相同位置出现的口腔溃疡，可以进行口腔科检查，可能与牙齿有关。

对于创伤性口腔溃疡需要消除创伤的因子，对于系统性疾病需要接受全身的治疗消除病因，才能避免口腔溃疡复发。

如果排除一些严重的系统性疾病，复发性口腔溃疡可以理解为一种与遗传因素相关的自身免疫性疾病，可能减少复发的办法有应用激素、免疫抑制剂等，但副作用远大于减少口腔溃疡的获益，一般不推荐。

长期吸烟者的口腔黏膜发生角化，患口腔溃疡的概率减少，但是同时患口腔癌的概率增高。且吸烟显著增加心脑血管疾病（心脏病、中风等）、肺病（慢性阻塞性肺疾病等）、胃溃疡等很多疾病的发病率，并且成倍增加各系统癌症的发病率，因此绝对不可以通过吸烟来预防口腔溃疡复发。

口臭与肠胃有关系吗

　　大部分口臭是来源于口腔的。龋齿、牙龈炎、牙周炎可能引发口臭。口内、牙齿、舌苔等处的食物残渣，经过口腔厌氧菌发酵，可以产生臭气。清醒状态中，唾液的冲洗和抑菌作用可以减少这类口臭。保持口腔清洁、饭后漱口、刷牙和刷舌苔可以减轻这种原因引起的口臭。

　　另外，肠胃不好也有可能导致口臭。例如，胃食管反流等疾病导致食物反流至食管咽喉和口腔，经厌氧菌发酵，会产生臭气；慢性胃炎、胃酸缺乏、消化不良、胆汁反流等原因，导致食物蓄积在胃中发酵，也会引起口臭。

　　食物本身的气味、鼻腔疾病、扁桃体结石、代谢内分泌疾病等，也会引起口臭。如果有口臭，需要从多方面寻找原因，口香糖并不能从根本上解决口臭的问题。

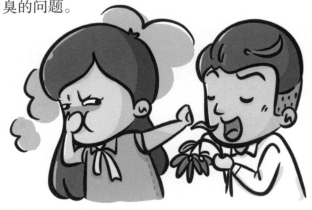

口腔微生物与肠道微生物有关系吗

口腔微生物与肠道微生物的关系是目前研究领域的热点之一。人体口腔中定殖有约 700 种微生物，是人体最复杂的微生物群落之一，口腔微生物与龋齿、牙周病以及口腔癌等口腔疾病有密切的关系。幸运的是，大部分寄居在口腔里的微生物对我们的健康是有益的，它们会形成菌膜来抵挡有害细菌。

研究发现，口腔微生物与肠道微生物具有较高的同源性，部分口腔微生物可以突破胃肠道生理屏障，于胃肠道定殖。有一种具核梭杆菌，通常是存在于健康的口腔中，但有些情况下也会诱发牙周疾病。在结肠癌患者体内的肿瘤中，也发现了具核梭杆菌，究竟是这种菌引发了肿瘤，还是它们适应肿瘤所处的环境而生存在肿瘤中，还需要进一步研究。

口腔与胃肠道中的微生物协同作用，共同调节人体健康。口腔微生物与肠道微生物可以互相体现，但是通常口腔和肠道中主要微生物的种类不同，作用也不同。多种胃肠道疾病的发生发展与口腔微生物密切相关，反之亦然，肠道微生物失调也会影响口腔的健康状况。

肠道中有多少微生物

在人类的肠道内，尤其是结肠中，寄居着种类繁多的微生物，这些微生物构成一个极其复杂的生态群体，称为肠道菌群。

据推测，对于一个正常成人，肠道内的细菌总重量可达 1 ~ 1.5kg，包含的细菌数量则可以达到 10^{14} 个，而一个成年人自身的细胞数量仅为 10^{13} 个，也就是说，居住在我们肠道内的细菌数量，是人体细胞总数的 10 倍！

我们每天排出的粪便中，干重量的 50% 以上是由这些细菌及其"尸体"构成的。因此有人风趣地说，从数量上来看，我们人类应该是寄生在细菌上的。如此之多的细菌，并非杂乱无序地驻扎在肠道内。相反，对于一个正常人体来说，肠道菌群具有一定的组成结构。这些细菌的动态平衡保证了我们身体各种功能的健康状态。

肠道内的绝大多数微生物很容易发生变化，即使我们从粪便中得到这些微生物，到且前为止我们还不知道如何在实验室中培养它们。肠道微生物中，厚壁菌门和拟杆菌门是主要的两大细菌群体，对于消化食物和代谢药物十分重要，但也与许多疾病相关，如肥胖症、炎症性肠病、结肠癌、心脏病、自闭症等。

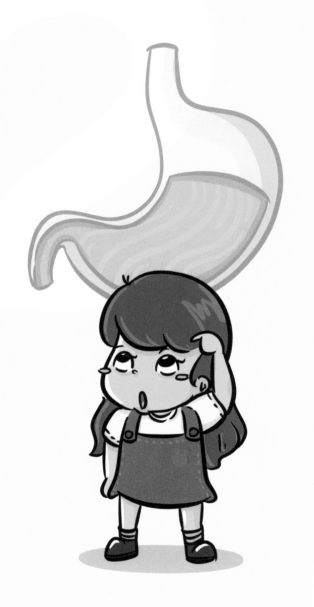

第二章
胃酸反流伤食管

胃酸为什么会 "逆流而上"

　　胃腔内因为有胃酸，pH 很低，酸度和盐酸类似。胃腔内所分泌的胃酸一方面起到消化作用，一方面具有杀菌作用。

> 　　反酸指的是胃内的酸性液体在无恶心和不用力的情况下，从胃部逆向向食管流动，乃至涌入口腔、咽部的感觉。

　　简单来说，就是胃里的酸水涌入口腔，引起口腔发酸、口咽部的刺激感和烧灼感。

　　出现反酸的症状常常提示胃食管反流病的可能，同时还会导致咽炎、咳嗽、牙齿不好等问题，应及时就诊。

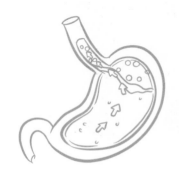

为什么会发生反酸

　　反酸是由多种因素造成的。食管自身有阻止胃酸进入食管的防御能力，主要靠食管和胃交接处的肌肉——食管下段的括约肌来负责关闭，阻止胃酸反流。

　　但某些饮食生活习惯及各种消化系统疾病可以导致食管和胃交接处的抗反流防御能力减弱，主要是**食管下段括约肌松弛，使得胃内容物反流到食管内**，刺激和损害食管黏膜。比如咖啡、茶、吸烟等会导致食管下段的括约肌松弛；再如负重劳动时，腹内压增高，也容易引起胃内容物反流到食管。

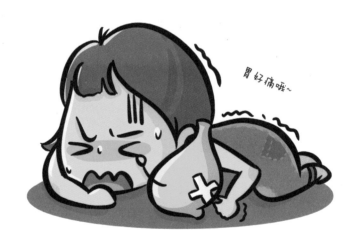

●● 反酸就是胃酸多吗

反酸并不等同于胃酸多。反酸主要是由于食管的抗反流防御能力下降，使得胃酸从胃中反流到了食管乃至口咽部。**反酸是胃酸的位置发生了改变，胃酸的量可以是正常的，也可以是增多的。**有时胃酸增多并不都会引发反酸，胃酸增多还可能引发烧心和上腹部灼热感。

引起反酸的消化系统疾病中，最常见的是反流性食管炎，其他如贲门癌术后、胃溃疡、食管裂孔疝以及功能性消化不良等疾病，也有可能引起反酸。

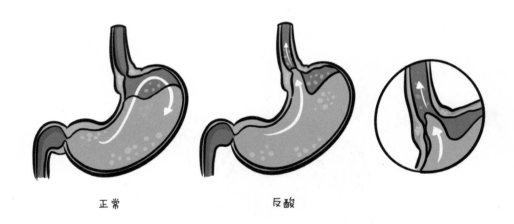

正常　　　　　　　　反酸

反酸和反流
是一回事吗

　　反流是胃内的食物或者酸水等从胃部逆向向食管乃至口腔流动的感觉，往往伴有烧心，可能反流到口腔导致口腔发酸，也可能反流至咽部导致咽部烧灼感，也可能仅仅有向上反流到食管的感觉、而并不会反流到口中，不伴有腹部肌肉的痉挛或胃的逆蠕动。

　　严格来说，"反酸"和"反流"不是一回事。

　　反流指的是胃内容物涌入口咽部的感觉，只有在含酸味或仅为酸水时才称为反酸。反流可以是食物、胆汁等任何物质，而反酸仅仅指的是酸水。但两者发生的机制是相同的，都是各种原因导致的食管和胃交接处的肌肉——括约肌松弛，食管阻止胃内容物进入的能力下降造成的。

	反流	反酸
概念	胃内容物涌入口咽部	胃内酸性液体涌入口腔、咽部
症状	伴有烧心、咽部烧灼感	口咽部刺激感、烧灼感
发生机制	括约肌松弛	

反流和呕吐也不同

　　呕吐是由于胃部不适，或对胃内容物的不耐受，胃痉挛性收缩导致压力骤升，胃内容物迅速从口中吐出，这一系列的反射性动作，与反流是有所不同的。

　　反流虽然也是胃内容物的逆向流动，但并不会导致胃内容物迅速从口中吐出，而且也不会伴有胃内压力骤升，而只是胃内的食物或者酸水等从胃部逆向向食管乃至口腔流动的感觉。

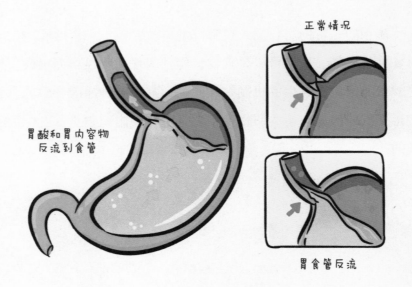

正常情况

胃酸和胃内容物
反流到食管

胃食管反流

经常烧心和反酸应该做什么检查

　　若反复出现反酸、烧心症状，应及时就医，在医生指导下进行相关检查，排除食管和胃的疾病。

　　胃镜可以直接观察到食管和胃黏膜的情况，可发现反流性食管炎的黏膜糜烂破损，胃内是否有糜烂、溃疡等病变，是帮助诊断最直接有效的手段。但胃镜属于有创检查，有一定的风险。而且胃镜未发现反流性食管炎的黏膜糜烂破损，也并不能排除胃食管反流病的可能。胃镜检查的另一个重要目的是排除肿瘤性病变，对于症状发生频繁、程度严重，尤其是伴有进行性吞咽困难、吞咽痛、呕血、体重减轻、贫血等报警症状，有食管癌或胃癌家族史的患者应及时行胃镜排除肿瘤。

　　钡餐检查为无创检查，方便易行。但难以发现早期病变，到了病变晚期形成食管狭窄，钡餐才容易发现。但钡餐检查对于有无胃食管反流比胃镜检查直观，在检查时如仔细观察可以发现钡剂自胃反流到食管，可以帮助诊断。

　　24 小时食管 pH 测定。将 pH 电极放在食管下括约肌上方，连续记录食管 pH 的变化。该检查可以检测食管的酸碱度及反流持续时间，也是诊断强有力的辅助手段，但部分医院因条件受限并未开展。

●● 减轻烧心症状的好方法

当出现烧心时，采取以下办法可以有效减少反流症状。

可以采取直立位站立。平躺会使胃酸反流加重，烧心更加明显。进食后采取站立位或慢走，可以适当减轻进食后出现的烧心症状。夜间睡眠时，可将枕头垫高至一定角度，适当抬高床头，也可有效减轻夜间烧心。

适当活动有助于帮助食物消化，加速胃肠蠕动，避免胃酸潴留而导致反流的加重。但应该注意的是，剧烈活动反而会加重烧心，因此，活动程度要适宜，不能过于剧烈。

碱性食物可以起到中和过多胃酸的作用，从而减轻烧心症状，适当喝一些苏打水、吃一些苏打饼干等也有所帮助。

需要注意的是，当烧心严重、反复出现时，则需及时就医，服用抑制胃酸分泌的药物、促动力药或者胃黏膜保护剂治疗。

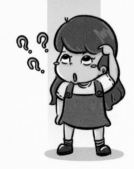

••● **出现烧心时应避免服用哪些食物**

有些食物会对胃黏膜造成刺激，导致胃酸向食管内反流的现象更加严重，加重烧心的症状，因此烧心时应避免服用。

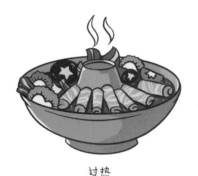

过热

过热的食物，例如刚出锅、滚烫的食物，会损伤食管和胃黏膜，造成胃部烧灼感加重。

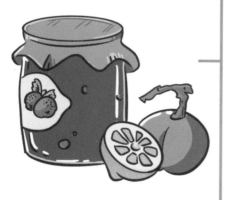

过酸

过酸的食物，如酸梨、柠檬、杨梅、青梅、李子、酸橘子等含酸较高的水果，浓醋、糖醋食品、醋、山楂制品等酸性制品，这些会增加胃内的酸性环境，导致烧心、反酸加重，可适量食用苏打饼干、苏打水等碱性物质，以达到中和胃酸的目的。

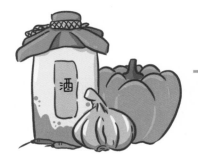

过辛辣

辛辣刺激的食物，如辣椒、生葱、生蒜、烈酒等，在出现烧心时尤其应避免食用。

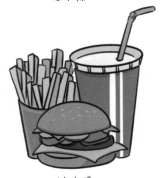

过油腻

油腻食物及甜食，油腻的食物例如油炸食品、肥肉等，会促进小肠黏膜释放胆囊收缩素，导致胃肠内容物反流，因此反流性食管炎患者应注意低脂饮食，避免食用油腻食物；甜食，包括巧克力、冰淇淋、甜点、甜饮料等，可促进胃酸的分泌，导致反酸、烧心加重，也应尽量避免。

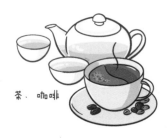

茶、咖啡

咖啡、浓茶，其中所含的物质均可降低食管下端括约肌压力，导致反酸加重；另一方面，浓茶、咖啡对食管黏膜也有破坏作用，会加重食管下段的黏膜炎症，因此出现烧心时应避免服用。

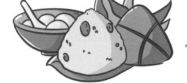

过黏

此外，黏性较大的食物，如糯米等，可以延缓胃排空，出现烧心时也应避免食用。

患有胃食管反流病时
有哪些症状

•• 什么是胃食管反流病

胃食管反流病（GERD）是指胃内容物反流至食管或食管以上部位（口腔、咽部、肺），引起相应症状和（或）并发症的一种疾病，典型症状包括烧心和反流。胃食管反流本身是一种生理现象，只有当反流情况多于常人，且出现症状时才称之为胃食管反流病。胃食管反流可导致食管、咽喉、呼吸道等部位的损伤。胃食管反流病包括糜烂性食管炎（反流性食管炎，RE）、非糜烂性反流病（NERD）以及巴雷特（Barrett）食管。

•• 胃食管反流病有哪些症状

胃食管反流病的典型症状是烧心和反流。烧心是指胸骨后烧灼感，反流是胃内容物向口腔方向流动的感觉。胸痛和吞咽障碍也是较常见的临床表现。不典型症状包括消化不良、上腹痛、恶心、腹胀、嗳气等，与其他消化道疾病症状重叠。胃管反流病也可以有食管外症状，如慢性咳嗽、哮喘、慢性咽炎以及其他呼吸道表现。

必须注意胃食管反流病患者的胸痛与心源性胸痛（如心绞痛）相鉴别，吞咽障碍则应排除食管动力障碍、狭窄以及食管恶性病变。如果上述症状在应用抑制胃酸的药物（如质子泵抑制剂）治疗后缓解，即可考虑与胃食管反流病相关。

●● 缓解反流症状的好办法

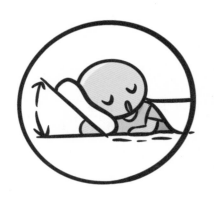

有夜间症状的胃食管反流病患者，应抬高床头，并且睡前2 ～ 3小时内避免进食，通过改变生活习惯可减少或减轻夜间症状。另外，反流与体位有一定关系，有研究表明，相对于平卧、俯卧及左侧卧位，右侧卧位时食管酸度升高的持续时间最长，患者的烧心症状也最为明显，因此避免右侧卧位可减轻部分患者的夜间症状。

反流性食管炎需要
做哪些检查来确诊

反复出现反酸、烧心等反流性食管炎的症状时，应行相关检查明确诊断。

胃镜可以直接观察到食管黏膜的情况，可发现反流性食管炎的黏膜糜烂破损，是帮助诊断最直接有效的手段。但胃镜属于有创检查，有一定的风险。而且胃镜未发现反流性食管炎的黏膜糜烂破损，也并不能排除胃食管反流病的可能。胃镜检查的另一个重要目的是排除肿

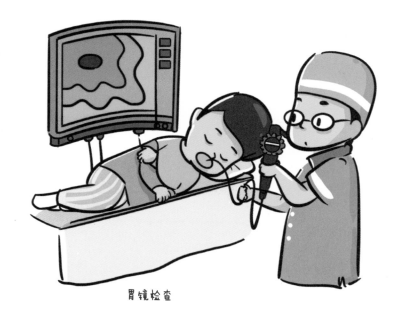

胃镜检查

瘤性病变。对于症状发生频繁、程度严重，尤其是伴有进行性吞咽困难、吞咽痛、呕血、体重减轻、贫血等报警症状，有食管癌或胃癌家族史的患者应及时行胃镜。

钡餐为无创检查，方便易行。但难以发现早期黏膜病变，但对于伴有食管裂孔疝等食管结构的变化观察比胃镜清楚，并且可以观察到有无胃内容物的反流。有些无法行胃镜检查的患者也可以通过钡餐检查排除食管狭窄、肿瘤等病变。

24 小时食管 pH 测定是将 pH 电极放在食管下方的括约肌上方，连续记录食管 pH 的变化。该检查可以检测食管的酸碱度及反流持续时间，是检测有无胃酸反流的金标准，但部分医院因条件受限并未开展。

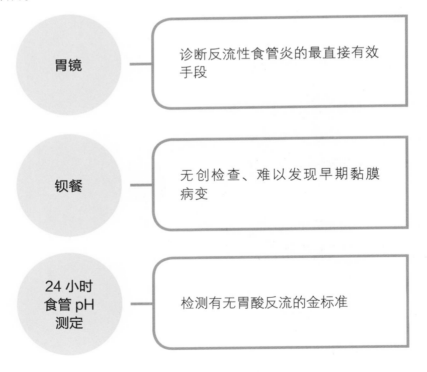

胃镜　　诊断反流性食管炎的最直接有效手段

钡餐　　无创检查、难以发现早期黏膜病变

24 小时食管 pH 测定　　检测有无胃酸反流的金标准

治疗胃食管反流病的常用方法有哪些

●● 治疗胃食管反流病可以吃哪些药物

治疗胃食管反流的原则就是减少胃酸和反流的发生，常用药物有以下几类。

抗酸药	可中和胃酸	碳酸氢钠、氢氧化铝、碳酸钙等
抑酸药	可抑制胃酸分泌	质子泵抑制剂（奥美拉唑等）和 H2 受体拮抗剂（法莫替丁等）
促动力药	可促进食管蠕动及胃排空，增加下食管括约肌压力	甲氧氯普胺、多潘立酮、莫沙必利等
黏膜保护剂	保护黏膜免受胃酸、胃蛋白酶及胆汁的刺激	硫糖铝、磷酸铝、铝碳酸镁等

其中，抑酸治疗是治疗胃食管反流病的主要手段，质子泵抑制剂的效果优于 H2 受体阻滞剂。

●● 胃食管反流病需要做手术吗

胃食管反流病可以采用内镜下治疗和外科手术治疗。

内镜下治疗包括射频治疗、内镜下缝合治疗等，但尚未广泛应用。一般内科保守治疗无效、症状严重或伴有严重并发症的患者，可采取抗反流手术治疗。什么时候需要考虑内镜下治疗和外科治疗，以及具体治疗方式需就诊于正规医院评估后决定。

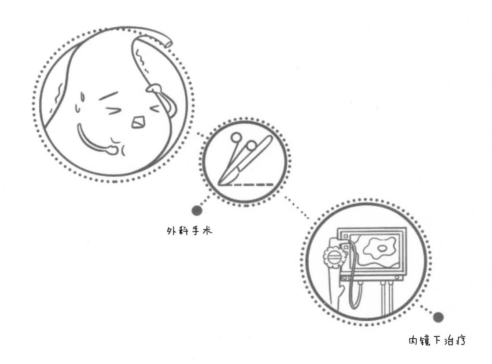

外科手术

内镜下治疗

反流性食管炎患者
应该吃什么

●● 总的饮食原则

健康的饮食方式对预防反流性食管炎十分重要。反流性食管炎患者首先应戒烟、戒酒，避免喝浓茶、咖啡。避免食用过热、过酸、刺激的食物。注意少食多餐，每餐不宜过饱，尤其晚餐不能吃得过饱，睡前3小时最好不进食，避免餐后立刻平卧，饭后适当散步活动。

首先，尽量不吃巧克力、薄荷、咖啡、洋葱、大蒜，这些食物会降低食管下端括约肌压力，是加重反流性食管炎的重要因素。

应尽量选择清淡、柔软、易消化的食物，这样可以减少反流机会。为保证营养，可以适当吃些面食，瘦猪肉、鸡肉、鱼肉一般不会加重病情。一般的蔬菜不会引起或加重反流，但韭菜、香菜、蚕豆等，可能导致上火或疾病复发的蔬菜要适当控制摄入量。一般的水果不会引起或加重反流，但每次食用的水果不可过多过杂、过冷过甜，香蕉、甘蔗等最好避免食用。

此外，还要注意低脂饮食。由于高脂肪饮食会促进小肠黏膜释放胆囊收缩素，导致胃肠内容物反流，因此反流性食管炎患者应避免食用油腻煎炸及腌制食品，如肥肉、肉皮、油炸食品、动物内脏、蛋黄等，并要忌甜腻食物，避免吃巧克力。

●● 尽量少吃的食物

少食用粗粮、坚果（开心果、瓜子、栗子等）、各种零食、膨化制品、奶油蛋糕等，因为这些食物均会加重烧心、反酸的症状。

坚果　　　　　　　　奶油蛋糕　　　　　　　膨化食品

少食用延缓胃排空的食物，如粽子、年糕、元宵、酒酿等质地黏腻的食物，胃排空延迟会增加反流的机会，容易出现腹胀、嗳气多种不适。

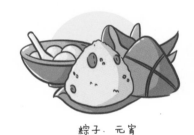

粽子、元宵

●● 避免食用的食物

茶和咖啡所含的物质，会降低食管下端括约肌压力，影响食管功能，加重胃食管反流。另一方面，浓茶、咖啡对食管黏膜也有破坏作用，会加重食管下段的黏膜炎症。因此反流性食管炎患者应尽量避免服用浓茶和咖啡。

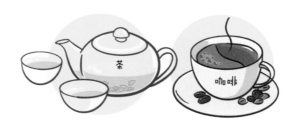

　　巧克力、薄荷、咖啡、茶、洋葱、大蒜，以及饮酒、吸烟等，都会降低食管下端括约肌压力，使得食管下端括约肌松弛，从而引起或加重反酸。此外，高脂肪饮食，例如油炸食品、肥肉等，会促进小肠黏膜释放胆囊收缩素，导致胃肠内容物反流，加重反酸。反流性食管炎患者避免食用以上食物。

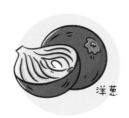
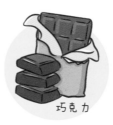
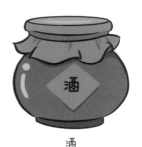

　　有些食物容易产酸，如蔗糖、甜糕点、地瓜、土豆，会引起胃酸增多。还有些酸性食物，如糖醋食品、醋、山楂制品等，也容易引起胃酸增多。因此反流性食管炎患者均应尽量避免食用以上引起胃酸增多的食物。

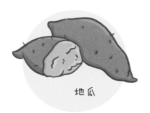
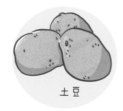
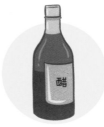

吸烟、饮酒对反流性
食管炎有影响吗

　　烟草中含有尼古丁，可以降低食管下端括约肌压力，使其处于松弛状态，加重胃食管反流。同时进入食管和胃的烟对黏膜也有很强的破坏作用。因此，吸烟会加重反流性食管炎。

　　酒精的成分能刺激胃酸分泌，并降低食管清除酸的能力，加重胃酸反流的症状。其次，酒精能使食管下端括约肌松弛，加重胃食管反流。此外，饮酒还容易直接损伤食管黏膜，白酒中的酒精度较高，酒精能溶解食管黏膜上皮的脂蛋白层，对黏膜的损害作用极大。而啤酒虽然酒精度低，但是啤酒喝多后容易产气，产生的气体会加重反流症状。由此可见，饮酒会加重胃食管反流症状，反流性食管炎患者应戒酒。

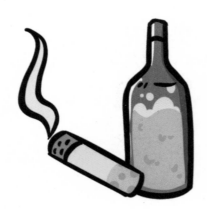

减肥有助于缓解反流症状吗

　　超重或肥胖是胃食管反流病的危险因素，体重增加会导致新发胃食管反流病症状，而减轻体重则会减轻相关反流症状。有研究发现女性患者 BMI（身体质量指数）减少 3.5，胃食管反流病症状发生率可降低 40%。因此，对于超重或近期体重增加的胃食管反流病患者，推荐进行减肥，这样有利于缓解反流症状。

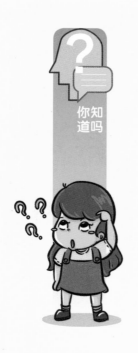

你知道吗

　　BMI 指数（即身体质量指数，简称体质指数又称体重，英文为 Body Mass Index，简称 BMI），是用体重公斤数除以身高米数平方得出的数字，是目前国际上常用的衡量人体胖瘦程度以及是否健康的一个标准。根据 BMI 指数可以分为：过轻、正常、过重、肥胖、非常肥胖，具体见下表。

体质指数（BMI）= 体重（kg）÷ 身高（m）²

分级	BMI
过轻	低于 18.5
正常	18.5~23.9
过重	24~27
肥胖	28~32
非常肥胖	高于 32

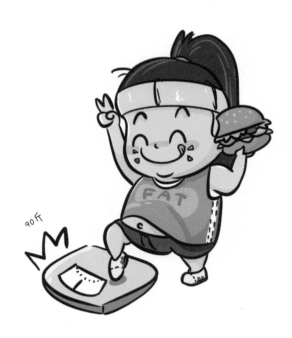

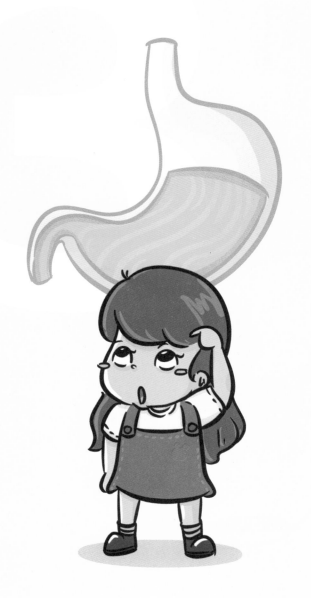

第三章

从消化不良到慢性胃炎，

究竟有多远

消化不良就是
"吃撑"了吗

　　消化不良不是简单的"吃撑了"。消化不良是一类症状的统称，包括餐后饱胀感、早饱感、上腹痛、上腹烧灼感、餐后嗳气、不耐受高脂肪食物、恶心及偶尔呕吐等。消化不良的症状非常常见，10% ~ 20% 的人都会有。

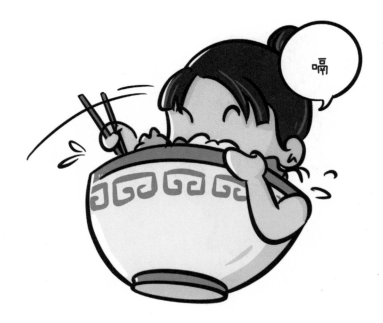

这其中，大约四分之一的人可以找到器质性的病因，比如胃溃疡和十二指肠溃疡、胃食管反流、服用非甾体类抗炎药（阿司匹林等）的不良反应、胃食管恶性肿瘤、胆道疼痛等。少见的病因可能有食物不耐受或过敏（如麦胶不耐受）、慢性胰腺炎、糖尿病神经根病变等。

　　四分之三的消化不良患者不能找到明确的病变，往往是由于胃肠道与神经的配合出现了偏差等种种原因，导致餐后腹胀或上腹疼痛。比如有些人只吃了少量食物，但胃部的神经误以为胃已经被撑得很大了，从而产生不舒服的感觉。幽门螺杆菌感染也可能导致功能性的消化不良，但大多数患者在根除幽门螺杆菌后依然会感到症状的存在。

　　另外，功能性消化不良可能是由社会心理因素与生理因素的复杂相互作用所致，许多时候，消化不良的症状会伴随着焦虑、失眠等症状出现，这也是为什么人们在生活、工作压力增大时消化不良的症状更为明显。

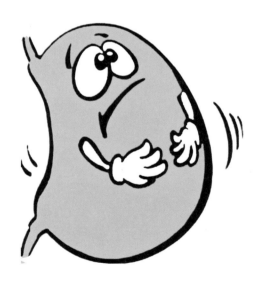

呕吐就是胃部问题吗

呕吐是由于胃部不适，或对胃内容物的不耐受，引起胃痉挛性收缩从而导致压力骤升，胃内容物迅速从口中吐出。

呕吐	反射性呕吐	咽部受刺激、胃肠道疾病、肝胆胰疾病
	中枢性呕吐	颅内感染、肿瘤、脑卒中等中枢神经系统疾病
	前庭障碍性呕吐	耳石、梅尼埃病等内耳前庭疾病
	神经官能性呕吐	精神心理等因素

可见，引起呕吐的原因除消化疾病以外，还有可能是神经系统的疾病，如脑出血、脑梗死；或者耳部的疾病，如耳石、梅尼埃病。

呕吐不一定是疾病，也可能是身体的防御反射机制，将胃内的有害物质吐出，起到保护作用。有时呕吐是由于神经调节紊乱引起，或者是人为的原因（如有些人担心长胖，进食后自己强行催吐）。还有很多药物也有引起呕吐的副作用，如某些抗生素、抗肿瘤药物、洋地黄等可兴奋呕吐中枢而致呕吐。持续性呕吐可引起体内水和电解质等物质紊乱，而且提示潜在疾病，需及时就医。

　　处于生育年龄的女性出现呕吐需注意妊娠可能，呕吐可为怀孕期间，特别是早孕时期的反应，需及时就医，切忌自行服用药物。

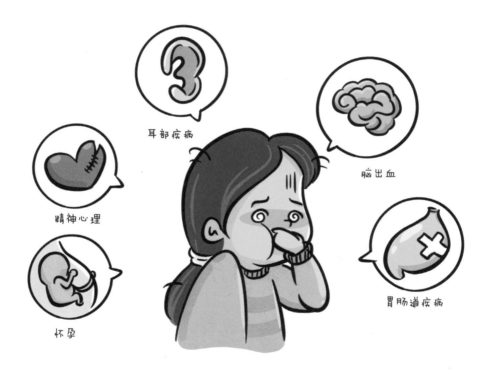

精神心理

耳部疾病

脑出血

胃肠道疾病

怀孕

漱口时呕吐是病吗

漱口时出现呕吐，多是因为牙膏在口腔中形成的泡沫刺激咽部，或是凉水与口腔存在较大温差，刺激口腔内神经，从而引起恶心或干呕。上述情况多是身体的正常反应，但慢性咽炎的患者也可出现漱口时呕吐，若影响正常生活可至医院进行检查和治疗。

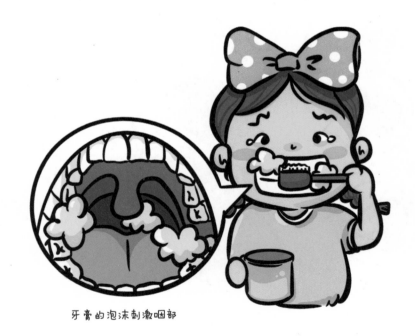

牙膏的泡沫刺激咽部

呕吐时伴随哪些症状
需引起注意

发热	注意有无胃肠道或其他器官感染等情况
合并腹痛、腹泻	提示急性胃肠炎、食物中毒、霍乱及各种原因的急性感染
呕吐呈喷射性且伴有头痛	常见于颅内压力增高或青光眼
合并眩晕、眼球震颤	常见于前庭器官相关疾病（耳石、梅尼埃病等）
合并皮疹	需注意警惕食物、药物中毒或过敏等情况
应用某些药物（如抗肿瘤药物）时出现呕吐合并脱发	与药物不良反应有关

当呕吐同时伴随以上症状时，应予以足够重视，及时就诊治疗。

如何区分功能性和
器质性消化不良

正确区分器质性消化不良与功能性消化不良是合理治疗的前提与关键。器质性疾病指消化系统发生了病理性改变导致功能异常。功能性疾病是指组织结构不发生改变，病情轻微，一般不会导致严重后果。

器质性消化不良可通过 B 超、X 线、CT、胃肠镜等相关检查明确病因，如消化性溃疡、糜烂性胃炎、食管炎及恶性肿瘤等，也包括全身性系统疾病引起的消化功能异常，如糖尿病性消化不良、进行性系统性硬皮病等。

功能性消化不良是排除性诊断，即排除器质性消化不良可能后才能诊断功能性消化不良。

若功能性消化不良患者出现以下症状，需要警惕是否转为器质性消化不良，及时检查就诊。

- 40 岁以上，近期出现嗳气、腹胀、腹痛、反酸、恶心等消化不良症状

- 消瘦、体重下降大于 3kg

- 贫血、频繁呕吐、呕血或黑便

- 黄疸

- 发热

- 吞咽困难

- 腹部肿块

- 消化不良症状进行性加重及有肿瘤家族史

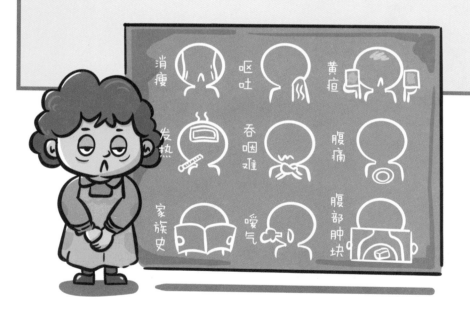

引起功能性消化不良的原因有哪些

功能性消化不良的病因至今尚未完全阐明，目前认为主要原因包括胃肠动力障碍、内脏高敏感性、幽门螺杆菌感染、精神心理因素和胃酸分泌异常等。

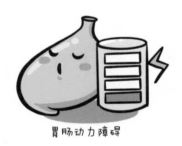
胃肠动力障碍

胃肠动力障碍：空腹时功能性消化不良患者胃内食物分布异常，远端集聚相对较多，与恶心和早饱感明显相关；胃窦－幽门－十二指肠－空肠协调收缩运动异常，导致食物沿十二指肠—胃方向反流，引起上腹痛、反酸、烧心；胃排空延迟，引起餐后腹胀。

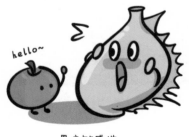
hello~
胃高敏感性

内脏高敏感性：功能性消化不良患者对胃扩张刺激产生不适感的敏感性明显高于健康对照者。内脏高敏感可解释患者餐后出现的上腹饱胀或疼痛、早饱等症状。

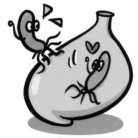

幽门螺杆菌感染

幽门螺杆菌（Hp）感染： Hp 感染人群在我国非常多，但尚无足够依据表明 Hp 感染与功能性消化不良的发病有关。国内学者普遍认为 Hp 感染是慢性活动性胃炎的主要病因，有消化不良症状的 Hp 感染者可归属功能性消化不良的范畴。

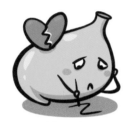

精神因素

精神因素： 主要与患者的人格、应激或负性事件以及社会支持有关。功能性消化不良患者以精神心理异常多见。同时，功能性消化不良症状严重程度也与抑郁、焦虑、恐惧等心理因素有关。外部精神因素可影响"脑肠轴"，引起脑肠轴调控异常。

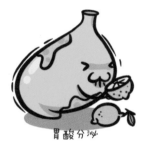

胃酸分泌

胃酸分泌： 虽然功能性消化不良患者基础胃酸分泌在正常范围，但刺激引起酸分泌增加，临床上，空腹时上腹部不适或疼痛、进食后减轻以及抑酸治疗有效等酸相关症状均提示其与胃酸分泌有关系。

脑肠轴

是肠道菌群与大脑间的双向通信系统，肠道菌群参与应激反应、焦虑、抑郁等中枢活动，同时大脑对胃肠道的功能有调节作用。

功能性消化不良治疗
要点有哪些

改善生活方式：如调整饮食结构和习惯，戒烟限酒，避免油炸、烘烤、过度辛辣刺激食物，避免服用非甾体类抗炎药（NSAIDs，包括阿司匹林、对乙酰氨基酚、布洛芬等）。

调整心态：缓解焦虑、抑郁、紧张、失眠等不良心态。

对因治疗：若合并胃炎、幽门螺杆菌感染应考虑对病因治疗。

对症治疗：根据患者临床症状不同，可分别给予促动力药、抑酸剂、抗酸剂等治疗。

常用促动力药

	常用药品	作用机制	作用部位
多巴胺受体拮抗剂	甲氧氯普胺、多潘立酮等	阻断胃肠肌间神经丛多巴胺受体，促进并协调食管至近端小肠的运动	上消化道
5-HT4 受体激动剂	莫沙必利等	直接促进肌间神经丛释放乙酰胆碱	全消化道

常用抑酸剂和抗酸剂

	常用药品	作用机制	作用时间
抑酸剂	质子泵抑制剂（如奥美拉唑、雷贝拉唑）和 H2 受体拮抗剂（如西咪替丁、雷尼替丁、法莫替丁等）	抑制胃酸分泌	起效时间短
抗酸剂	氢氧化铝、氢氧化镁、铝碳酸镁及其复方制剂等	中和胃酸	作用时间长

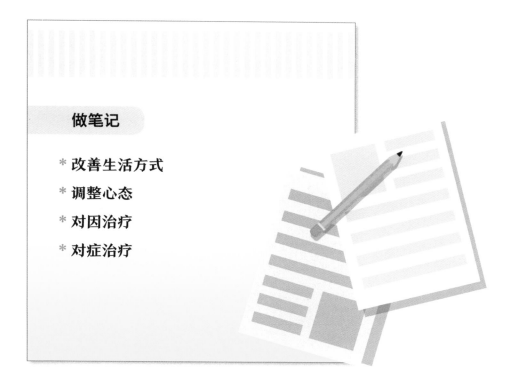

做笔记

* 改善生活方式
* 调整心态
* 对因治疗
* 对症治疗

慢性胃炎
有哪些症状

大多数慢性胃炎患者没有明显不适，部分患者存在消化不良等非特异性症状，且患者的症状与慢性胃炎的炎症程度并不明显相关。患者可有不同程度的上腹隐痛、餐后饱胀、食欲不振等，症状时轻时重，经常反复发作，可长期存在。

常见症状	上腹痛	疼痛多无规律，可表现为烧灼痛、隐痛、胀痛等
		进冷硬、辛辣或其他刺激性食物时症状可加重
		抑酸药、抗酸药以及胃黏膜保护药缓解腹痛有效
		表现为上腹部绞痛的患者可试用解痉药
	腹胀	主要由于胃蠕动减慢、消化不良所致，约一半的患者同时伴嗳气（打饱嗝），促动力药可能有一定帮助
	其他症状	食欲不振、反酸、恶心、呕吐等

确诊慢性胃炎
必须做胃镜吗

多数慢性胃炎患者并无任何症状，部分患者虽存在症状但缺乏特异性，因此难以单纯依据患者症状诊断慢性胃炎。

慢性胃炎的确诊主要依赖胃镜及胃黏膜组织病理活检结果，其中胃黏膜组织病理学检查很重要。

胃镜检查对观察胃黏膜改变、病变大小、形态等有较好的优势，特别是可以直接进行活检，取得更确切的病理学诊断。

因此，胃镜检查可以确诊慢性胃炎。

胃镜检查的缺点是检查时要将胃镜插入患者胃内，患者可能会有恐惧感和恶心不适，使一部分人不愿意接受。除此以外，还有很多检查可以协助诊断。

X线钡餐检查，对胃大体形态、收缩功能、黏膜下或胃外压性病变以及病变定位较好，检查时痛苦稍少，但要在 X 线下进行，会接受一定量的放射线照射。病变影像是通过 X 射线投照到荧光屏上的投影，而非直接观察病变，且不能活检，因此观察清晰度与胃镜相差较大，不能观察到早期的黏膜病变。近年在上消化道疾病诊断中，胃镜检查已呈普遍增多的趋势。

胃液分析检查，在临床上并不常用，慢性浅表性胃炎患者的胃酸往往正常或略低，而慢性萎缩性胃炎胃酸明显降低，并可伴有贫血。

　　近年还有一项新的血液检查，通过检查血液中的胃蛋白酶原（PG）的水平，判断有无萎缩性胃炎，如果发现异常，最终还需要胃镜检查才能确诊。

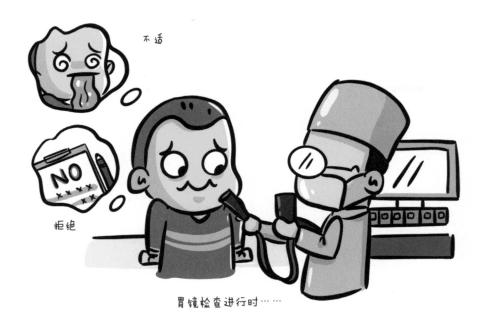

慢性胃炎
应该如何治疗

慢性胃炎的治疗，首先要做一个胃镜的检查，明确胃炎的类型和程度。同时可以做 Hp 检测，检测一下胃内是否有幽门螺杆菌。如果有幽门螺杆菌的话，应该进行抗幽门螺杆菌的治疗。

由于胃内 pH 较低，大多数抗菌药活性降低，不能穿透黏液层到达细菌，因此幽门螺杆菌不易根除。迄今为止，尚无单一药物可有效根除感染。

目前，临床上通常采用质子泵抑制剂和（或）铋剂为基础，联合应用两种抗菌药的三联或四联疗法。其中推荐用于根除治疗的 6 种抗菌药为克拉霉素、阿莫西林、甲硝唑（或替硝唑）、呋喃唑酮、喹诺酮类抗菌药（如左氧氟沙星或莫西沙星）、四环素。

其中，阿莫西林、呋喃唑酮、四环素耐药率很低（1%～3%），克拉霉素耐药率 20%～38%，左氧氟沙星耐药率 30%～38%，甲硝唑耐药率可达 60%～70%。

三联疗法为质子泵抑制剂（简称 PPI，常用的有奥美拉唑、埃索美拉唑、兰索拉唑、泮托拉唑、雷贝拉唑等）+2 种抗生素。

经典的**铋剂四联方案**是指同时服用质子泵抑制剂（PPI）+ 四环素 + 甲硝唑 + 铋剂。此外，还可考虑选择 PPI+ 阿莫西林 + 克拉霉素

＋铋剂、PPI＋阿莫西林＋呋喃唑酮＋铋剂、PPI＋阿莫西林＋左氧氟沙星＋铋剂，可较三联疗法明显提高幽门螺杆菌根除率。

另外，还可以用一些黏膜保护剂和制酸剂。胃黏膜保护药物可预防和治疗胃黏膜损伤，保护胃黏膜，促进黏膜修复和溃疡愈合。胃黏膜保护药种类较多，是治疗慢性胃炎和消化性溃疡的"主力"药物。

胃黏膜保护药主要包括部分胃黏膜保护药兼有抗酸作用，例如碱式碳酸铋，有的还具有杀灭幽门螺杆菌的效用，例如胶体铋剂。

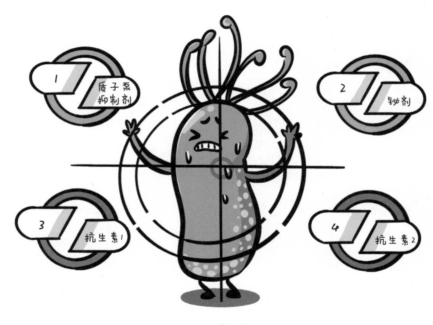

幽门螺杆菌

为什么要用三种或四种
药物联合治疗幽门螺杆菌

　　幽门螺杆菌的治疗方案包括三联疗法和四联疗法，以质子泵抑制剂（PPI，如奥美拉唑、埃索美拉唑等）加上克拉霉素、青霉素（或四环素）、甲硝唑（或替硝唑）等抗生素中的2种，组成三联。为了增加疗效，可同时加用铋剂组成四联疗法。服药时间需1周或2周（具体遵医嘱），注意中间不能擅自停药。

　　服药时注意，质子泵抑制剂应饭前服用效果更好，其他药物饭后服用。

　　根治幽门螺杆菌之所以要用药物联合治疗的方法，是由于大多数抗生素在胃内低pH环境中活性降低，不能穿透黏液层到达细菌，因此幽门螺杆菌不易根除。

　　迄今为止，还没有单一药物能有效根除幽门螺杆菌，因此发展了联合用药治疗方案，应用抗酸剂的目的是提高胃内pH，增强抗生素的作用。铋剂有一定的抗幽门螺杆菌作用。根除治疗的疗效主要取决于抗生素的选择，如果幽门螺杆菌对大部分抗生素耐药，疗效就会较差。

慢性胃炎怎么慢慢养

●● 饮食上需注意

慢性胃炎患者的饮食原则：无刺激性，纤维含量低，易于消化，具有足够营养的饮食；少食多餐；进餐时要放松，保持心情愉快。

（1）消除病因，彻底治疗急性胃炎、口腔慢性感染等。

（2）所食食品要新鲜并富含营养，保证有足够的蛋白质、维生素及铁质摄入。

（3）如有营养不良或贫血，应多食蛋类、新鲜蔬菜、瘦的红肉和动物肝脏、肾脏等。胃酸过多者，应禁用浓缩肉汤及酸性食品，以免引起胃酸分泌增多，可用牛奶、菜泥、淀粉、面包等，要清淡、少盐。胃酸过少者，可给浓肉汤、肉汁以刺激胃酸的分泌，帮助消化，增加食欲。

（4）少食多餐，胃病患者每日可吃 5 餐。按时进食，不暴饮暴食，不吃过冷或过热的食物，不用或少用刺激性调味品，如鲜辣粉等。避免食用生冷、酸辣和硬质食品。多吃软食、易于消化的食品，尽量减少对胃黏膜的刺激，细嚼慢咽，让牙齿把食物完全磨碎，使食物能与胃液充分混合。

（5）戒烟戒酒，避免服用有刺激性的食品和药物等。

●● 健康的生活方式更重要

除了改变不良生活习惯，戒烟戒酒、规律饮食，注意饮食卫生之外，保证充足睡眠和愉快放松的心情，加强身体锻炼也非常重要。锻炼不仅可以强健体魄，提高自身的抵抗力，让我们对过冷和寒冷的环境有较强的适应性，更能让我们拥有健康向上的心态。同时，应避免不必要的思想负担，注意合理安排饮食。

●● 根据病情定期复查胃镜

随着人们健康意识的增强，很多人经常复查胃镜。胃镜的复查要根据胃部病变的情况来决定，不应盲目检查。

慢性萎缩性胃炎伴有肠化（肠上皮化生），尤其是病理证实存在不典型增生（异型增生）时，需要定期复查胃镜，观察变化，一般半年至一年复查。

重度的不典型增生需要加以重视，警惕发展为癌变的可能性，在医生指导下采取内镜下治疗，并密切复查随诊。

一般的慢性萎缩性胃炎，或者伴有轻度肠化时，不必过度紧张，遵医嘱定期复查胃镜就可以了。

慢性浅表性胃炎不必定期复查胃镜，只需要在症状加重或出现新的不适症状时去医院检查。

慢性胃炎会传染吗

慢性胃炎主要是由各种理化原因引起的胃黏膜慢性炎症，一般不会传染。

但部分慢性胃炎与幽门螺杆菌感染有关，会影响胃酸分泌和胃黏膜炎性反应，导致胃溃疡、糜烂性胃炎等。而幽门螺杆菌具有传染性，可通过进餐接触传播。所以，如果是因为幽门螺杆菌感染而导致的慢性胃炎患者，最好不要与他人合用餐具，日常饮食要养成良好的卫生习惯，预防感染。

目前临床上还没有对应的预防针，只能通过抗菌、抑酸治疗来杀灭病菌。因此，对幽门螺杆菌和相关慢性胃炎的治疗，既要通过多种药物的联合使用杀灭病菌，又要针对胃炎进行抑酸、保护胃黏膜，以及护胃养胃的综合治疗，并需定期复查幽门螺杆菌情况和慢性胃炎情况。

幽门螺杆菌感染

什么是幽门螺杆菌

胃内因为有胃酸,所以 pH 很低,是强酸环境,胃酸和盐酸的酸性相当。胃酸能杀灭进入胃内的病原菌,再加上胃的蠕动推进作用,一般的细菌很难在胃内存活。

1983 年两位学者 Marshall 和 Warren 从慢性活动性胃炎患者的胃黏膜活检标本中分离到幽门螺杆菌。幽门螺杆菌是一种单极、多鞭毛、螺旋形弯曲的细菌,在胃黏膜上皮细胞表面常呈典型的螺旋状或弧形。由于这一发现两位学者获得了诺贝尔医学奖。

为什么幽门螺杆菌能克服种种不利于生存的环境因素,在胃内定居并终身生存呢?主要是因为幽门螺杆菌能产生一种尿素酶,形成碱性物质抵抗胃酸环境。同时依赖于它的螺旋形、鞭毛和黏附素等物质,破坏胃黏膜,并形成一个适合生存的小环境,使它能寄生于胃黏膜表面。

幽门螺杆菌与慢性胃炎、胃溃疡等慢性胃病密切相关,同时也是胃癌发生的重要因素之一。

幽门螺杆菌
如何传染

目前认为，幽门螺杆菌主要通过口—口、粪—口途径传播，像口腔、手、不洁食物、不洁餐具、粪便等途径均可传染。

病从口入，很多饮食习惯容易导致幽门螺杆菌感染。

首先，饮食种类方面，不洁饮食，如生吃不洁瓜果蔬菜、吃不熟的肉类等，再如外出就餐时碗筷消毒不达标、饮用水不清洁等，均有可能造成传染。

其次，不良饮食习惯，如聚餐时喜欢共餐、碗筷混用，餐前不洗手，饭后不漱口等，这些也有可能导致幽门螺杆菌感染。

注意自己的日常饮食卫生，饮食清洁，聚餐时提倡使用公筷及采用分餐制，饭前洗手，注意口腔卫生，这些良好的生活习惯均有利于预防幽门螺杆菌的感染。

什么情况需要做
胃镜检查

人体的消化道就像一条蜿蜒曲折的隧道，隧道内表面覆盖着黏膜，而胃镜就是一个伸入到这个隧道的摄像机，让我们看到隧道内部的样子。它能帮我们看到胃内是否有出血、是否有溃疡、是否长了息肉或者肿瘤。胃镜并不是只观察胃，还能观察食管、十二指肠的一部分。

因此，当出现腹痛、腹泻、便血等症状，或者触及腹部有肿块时，就需要借助这个"隧道内摄像机"帮我们看清楚食管、胃和肠道内到底发生了什么。由于很多早期肿瘤或者会发展为肿瘤的病变没有任何症状，所以建议大于40或50岁的人群应常规行胃镜检查，及早发现病变，早期处理，可以预防肿瘤的发生。

慢性浅表性胃炎不必定期复查胃镜，只需要在症状加重或出现新的不适症状时检查即可。

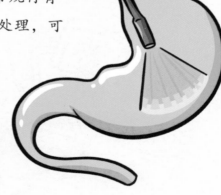

胶囊内镜可以看清
整个胃肠道吗

　　胶囊内镜虽然具有体积小、检查方便、无创伤、无痛苦等优点，但并不能取代胃镜观察食管和胃。这是因为，胶囊在重力的作用下，在几秒内通过食管，无法观察。

　　胃在常规状态下是皱缩的，而且有很多黏液，胃镜检查时首先要给胃充气扩张，对黏液进行冲洗，并能翻转镜头各个方向观察。而胶囊内镜的运动主要是靠胃肠道的蠕动而被动运动的，不能控制，也不能给胃充气，更到不了胃的每一个角落。因此胶囊内镜在胃内是随着胃的蠕动而被动运动，无法观察胃的情况。

　　现在的胶囊内镜主要用来观察小肠的病变，因为小肠肠腔较小，并呈往返运动，可以清楚观察黏膜情况。

　　"吞颗胶囊就能看清全部胃肠道"的观点是不科学的。

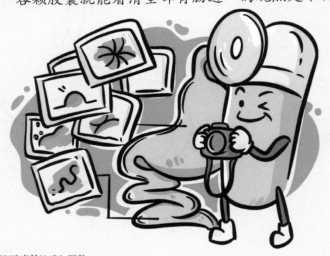

我是
胶囊胃镜

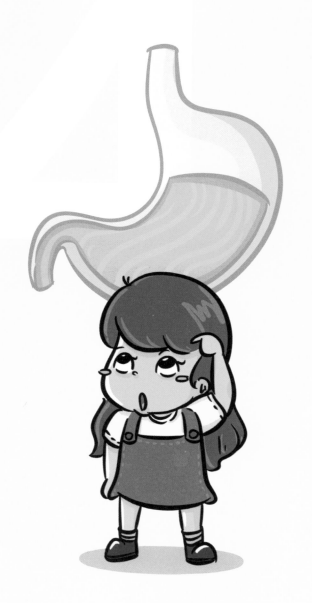

第四章

谨防消化性溃疡和消化道出血

消化性溃疡容易
盯上哪些人

●● 不良的饮食习惯易导致消化性溃疡

　　很多人饮食不规律，有时暴饮暴食，每餐吃得过饱，有时"废寝忘食"，更有甚者，长期不吃早餐。另外，狼吞虎咽，进食速度过快，不充分咀嚼，食物冷热不均也是不良的饮食习惯。由于胃液的分泌在一天中存在生理性的高峰和低谷，进餐不规律有可能导致胃酸、胃蛋白酶没有被食物中和，而消化胃黏膜本身。进食过饱、进食过快会加重胃部负担，导致胃液分泌过多，增加损伤胃黏膜的风险。

　　常食用刺激性食物，包括辛辣食物（如辣椒等）、烈酒、浓茶、浓咖啡、汽水等，也是不健康的饮食习惯。由于这些刺激性食物有可能直接损害、刺激胃黏膜，均会增加发生消化性溃疡的危险。少量进食生蒜，或烹饪用的葱姜等调味品，对溃疡病的发生影响不大。

　　吸烟虽然看似与消化道没有直接关系，但是，烟雾中的尼古丁等成分吸入消化道后可引起胃黏膜血管收缩，增加胃酸、胃蛋白分泌，降低幽门括约肌的张力，使胆汁及胰液反流增加，从而削弱胃黏液及黏膜屏障，增加患溃疡的风险。

酒精成分能直接刺激损伤胃黏膜，促进溃疡形成。经常饮酒的人容易患上消化性溃疡。

●● 其他因素也需注意

很多精神心理因素与消化性溃疡的关系十分密切。如压力过大、精神紧张、人际关系紧张、巨大精神打击、情绪失调、愤怒、焦虑、抑郁状态等，均会通过自主神经系统导致胃酸分泌紊乱、胃肠动力失调，而导致溃疡发生的危险性升高。

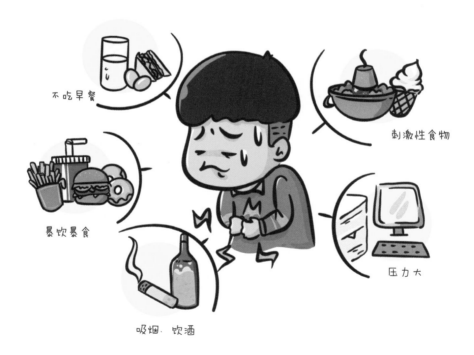

胃溃疡和十二指肠溃疡的疼痛一样吗

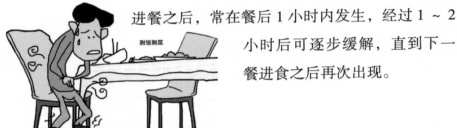

胃溃疡的疼痛特点是"餐后痛"：多发生在进餐之后，常在餐后 1 小时内发生，经过 1 ~ 2 小时后可逐步缓解，直到下一餐进食之后再次出现。

十二指肠溃疡的疼痛特点是"空腹痛"：好发于空腹时、两餐之间，半夜疼痛也是十二指肠溃疡的典型特点。进食之后可以明显缓解，这是区分十二指肠溃疡和胃溃疡的重要特点。

> 十二指肠溃疡进食后可以缓解疼痛症状，而胃溃疡疼痛症状常在进食后加重。

确诊消化性溃疡
需要做哪些检查

对于临床症状怀疑消化性溃疡的患者，胃镜检查和钡餐检查是确诊的手段。

胃镜在直视下可以确定溃疡的部位、大小、形态与数目，并可以取活检病理，判断良性、恶性溃疡以及溃疡的分期，尤为可靠，为首选检查。

但胃镜检查为有创性检查，具有一定的痛苦，并有出现出血、穿孔、感染等并发症的风险，无法耐受胃镜检查、顾虑有创操作的风险及行胃镜检查风险较高的患者，可以行钡餐检查帮助诊断。钡餐下溃疡的典型表现叫作"龛影"，是因为钡剂填充溃疡的凹陷部分所造成的。但需知道的是，钡餐检查溃疡具有一定的漏诊率，某些较浅小的溃疡或者位置不典型的溃疡可能漏诊。

消化性溃疡和黏膜糜烂的区别在于病变累及的深度不同。正常的胃肠道黏膜由表入里可分为上皮层、固有层和黏膜肌层。溃疡病变累及范围超过黏膜肌层，而黏膜糜烂不超过黏膜肌层。即溃疡性病变较黏膜糜烂更为严重。

消化性溃疡的
并发症有哪些

上消化道出血：这是溃疡病最常见的并发症，发生率为20% ~ 25%。溃疡病患者一旦出现呕血、黑便，应及时就医，行急诊内镜检查，给予内镜下止血治疗。

穿孔：这是十二指肠溃疡较为多见的并发症，就是溃疡穿透十二指肠壁或者胃壁，可能导致胃肠内容物流入腹腔，也可能导致周围组织粘连。临床表现为突然出现的剧烈腹痛，应行腹部 X 线片检查来明确。

幽门梗阻：十二指肠溃疡和幽门管溃疡可以导致幽门通道阻塞，食物无法通过幽门进入肠道，全部瘀滞在胃内。可以表现为呕吐大量发酵的隔夜宿食、上腹饱胀等。

癌变：胃溃疡的癌变率为 1% ~ 3%，而十二指肠溃疡不会癌变。对于中年以上，长期胃溃疡迁延不愈，出现近期疼痛的节律性消失、食欲减退、体重下降、呕血或便血时，要警惕癌变的可能，应行胃镜检查取活检来明确。

消化性溃疡并发幽门梗阻时怎么办

幽门梗阻是消化性溃疡常见并发症的一种。胃部的入口叫作贲门，出口叫作幽门，由于溃疡导致幽门区的痉挛、水肿，甚至瘢痕形成，从而导致食物和胃液难以通过，造成了幽门处梗阻。

幽门完全梗阻时应禁食，给予静脉输液等营养支持，维持水电解质平衡。必要时需放置胃管进行胃肠减压，通过胃管连接负压吸引鼓，可以将胃部的内容物引流出来，从而减少胃的容量压力。

同时可适当给予药物，抑制胃液分泌和胃蠕动，延缓胃排空时间，中和胃酸，缓解症状。

在梗阻部分解除，胃潴留量少于 250ml 时，则可开始吃清流质饮食。待梗阻完全解除后，若证实胃肠功能良好、大便通畅，方可考虑逐步过渡到正常饮食，但仍应以软食、易消化食物为主，不要吃坚硬、粗糙的食物。

凡有渣（比如芹菜、金针菇、油菜等）及牛奶等易产气的流质食物均不宜食用，而且应限制脂肪摄入，因梗阻患者多不能耐受脂肪等油腻食物。

清流质饮食

指限制较严的流质膳食，不含胀气食品，比一般全流质膳食（米汤、藕粉、蛋花汤、牛奶、豆浆、菜汤等）更清淡。

治疗消化性溃疡
该吃什么药

●● 三类治疗消化性溃疡的药物

降低胃酸的药物：包括抑酸药和抗酸药。抑酸剂主要包括质子泵抑制剂和 H2 受体拮抗剂；抗酸药包括氢氧化铝、氢氧化镁、铝碳酸镁及其复方制剂等碱性抗酸药物。

胃黏膜保护剂：主要包括硫糖铝、胶体枸橼酸铋和米索前列醇，可以覆盖在胃黏膜表面，产生类似保护膜的作用。

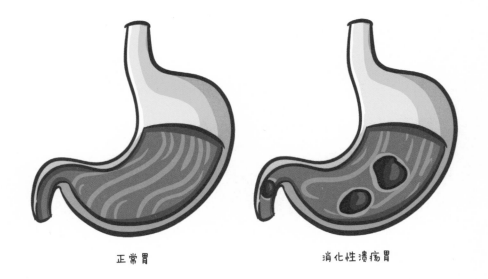

正常胃　　　　　　　　　消化性溃疡胃

根除幽门螺杆菌的抗菌药： 常用的抗菌药包括阿莫西林、克拉霉素、甲硝唑（或替硝唑）和呋喃唑酮等，根据患者具体情况，选用两种抗菌药物，再加上降低胃酸的药物和铋剂，最终选用三联或四联治疗法根除幽门螺杆菌，减轻溃疡症状。

●● 抑酸剂和抗酸剂如何选择

消化性溃疡的愈合特别是胃溃疡的愈合与抑酸强度和时间成正比，药物治疗中 24 小时内胃 pH>3 的总时间可预测溃疡愈合率。

抗酸药可中和胃酸，起效时间短；抑酸药可抑制胃酸分泌，作用时间长。

因此临床上，消化性溃疡的治疗首选抑酸剂，而碱性抗酸药愈合溃疡的疗效低，仅对缓解溃疡疼痛有一定效果，故临床上一般仅作为止痛的辅助治疗。

做笔记

消化性溃疡治疗首选抑酸剂，减少胃酸分泌，配合胃黏膜保护剂。如果确认幽门螺杆菌感染，采用三联或四联治疗法。

药物会导致
消化性溃疡吗

●● 易导致溃疡的药物——非甾体类抗炎药

"非甾体类抗炎药"是根据其化学结构而命名的，我们常用的主要包括阿司匹林（乙酰水杨酸）、吲哚美辛（消炎痛）、对乙酰氨基酚（扑热息痛）、萘普生、布洛芬、双氯芬酸（扶他林）、尼美舒利等。

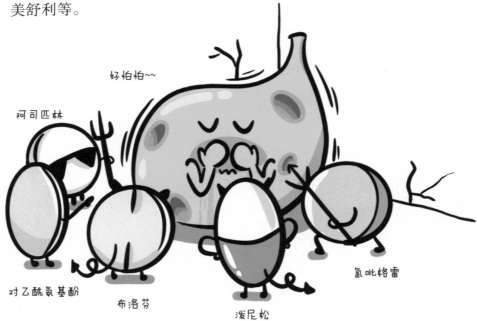

好怕怕~~

阿司匹林

对乙酰氨基酚

布洛芬

泼尼松

氯吡格雷

这类药物具有解热、镇痛和消炎的作用，其中阿司匹林具有抗血小板的作用，可以用来预防心脑血管血栓的形成，许多心脑血管疾病患者会长期服用。

发生溃疡的危险性与服用药物的种类、剂量、疗程长短均有关系，因此，健康人群不要把阿司匹林当作保健药物服用，应在医生指导下综合评估服用阿司匹林的利弊后再服用。而需要长期服用阿司匹林的患者一旦出现胃部不适，应及时就医，调整治疗。

●● 易加重或诱发消化性溃疡的其他药物

糖皮质激素（如泼尼松、甲泼尼龙）大剂量服用时，可引起激素相关性溃疡。

另外，长期服用抗血小板药物氯吡格雷也可诱发消化性溃疡，特别是在合并幽门螺杆菌感染的患者中。

抗凝药物（华法林等）也与溃疡的发生有关。

做笔记

阿司匹林、氯吡格雷长期服用可诱发消化性溃疡，要在医生指导下使用。

消化性溃疡患者
应该怎么吃

消化性溃疡患者尤其应注意规律饮食，需注意做到：少量多餐，定时定量。

具体来说，每天可少量多次进食，可分为5～7餐，每餐量不宜多。在进食时切忌过快过饱，应细嚼慢咽，将食物充分嚼碎，有助于吸收。

没有伴出血、梗阻等并发症的溃疡病患者，一般不用禁食。

饮食具体种类需注意	避免刺激性食物	咖啡、浓茶、烈酒、芥末、辣椒、大蒜、胡椒粉、洋葱等刺激胃肠黏膜
		糖醋食品、过甜点心、地瓜、土豆等容易产酸
		芹菜、韭菜、竹笋、干果、粗粮等难以消化
	避免生冷、坚硬食物	冷饮、生海鲜、坚果、粗粮等

一旦患了消化性溃疡
还能饮酒吗

众所周知，在溃疡病活动期必须戒酒，否则不仅不利于溃疡面的愈合，严重时还可能导致胃穿孔、出血等并发症。

酒精对胃黏膜和愈合的溃疡面会有刺激，因此在溃疡病恢复期，饮酒也可能会引起溃疡病复发。

这与酒精度有关，白酒酒精浓度高，无疑是最容易引起溃疡复发的，红酒和啤酒较白酒为轻。恢复期虽可尝试喝少量红酒或啤酒，但仍旧容易引起溃疡复发，应严格控制饮酒量。

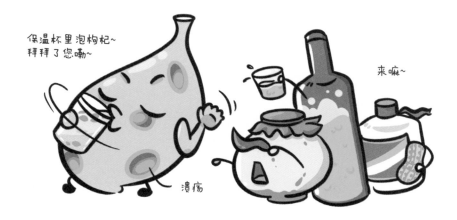

保温杯里泡枸杞~
拜拜了您嘞~

溃疡

来嘛~

出现哪些症状时
要考虑消化道出血

消化道出血的症状常见的有呕血和便血，倘若鲜血或血块从口或肛门排出，自然大家会想到消化道出血。然而还有一些情况也应当引起注意，比如呕吐物为咖啡色液体、大便发黑的情况也需要考虑消化道出血。

咖啡样呕吐物多为胃出血后，在胃内与胃酸作用变成酸化血红蛋白而引起的。

黑便是由于红细胞中所含有的血红蛋白被肠道分解，血红蛋白的铁经肠内硫化物的作用形成硫化铁所导致的。

即使没有呕血和便血的发生，**当出现头晕、黑矇（即眼前发黑），甚至心慌、出冷汗的症状，也可能是消化道出血引起的贫血表现。**

因为整个胃肠道有非常大的储藏能力，尤其是老年人，如果胃肠道的蠕动较慢，血不会很快排出，所以有时不会出血后马上有便血或黑便。

出现黑便一定是
消化道出血吗

　　黑便的出现是由于血红蛋白被肠道内的细菌分解，使大便呈现黑色。但有黑便不一定是消化道出血，药物和食物均会造成黑便。

　　药物包括琥珀酸亚铁、硫酸亚铁等铁剂，以及铝酸铋、枸橼酸铋钾等保护胃黏膜的铋剂，还包括某些中草药，在服用后都会使大便变黑，但并非是出血。

　　鸭血、猪血等动物血和猪肝，这些食物在食用之后也会出现黑便的情况。

　　因此在黑便出现后，应至医院检查大便潜血情况。在早期，大便潜血的检测是使用化学法，也容易被药物和食物影响而出现检测不准的情况，但目前用的免疫法检测是针对人的血液进行检测，可以有效去除食物和药物对检查结果的影响。

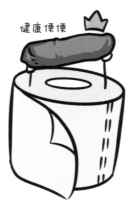

健康便便

黑色便便

吃东西会引发
消化道出血吗

饮酒、浓茶、咖啡或辛辣刺激饮食都可能诱发消化道出血，因此避免或减少以上饮食可预防消化道出血。

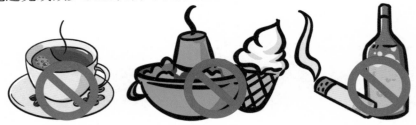

对于肝硬化的患者，以及其他原因引起食管或胃底静脉曲张的患者，进食需软食（比如稀粥、烂面条、鸡蛋糕），避免过烫的食物及坚硬的、有棱有角的食物也十分重要，服药时不要将药片掰开。因为存在静脉曲张的患者其静脉是凸出在消化道腔内的，如果食物过硬、过烫，则食物在向下运输过程中容易直接划破或烫破凸出的曲张静脉，引起大出血的发生。对于这部分患者进食时反复咀嚼非常重要。

通常来说，急性上消化道出血时应当暂时禁食、禁水，急性下消化道大出血在病因未明时也应当禁食、禁水。

若出血较少、痔疮及肛周病变出血以及慢性消化道出血，多数情况下可以继续进食，但需选择流食，避免粗糙的食物。

药物会诱发消化道出血吗

常见可诱发消化道出血的药物	非甾体类抗炎药	阿司匹林、吲哚美辛、布洛芬
	肾上腺皮质激素	泼尼松、地塞米松
	抗凝药	华法林、替罗非班

如果既往有消化道出血的患者，在应用这些药物的时候，需要同时给予保护胃黏膜的药物，并密切监测有无呕血、黑便、贫血等相关表现，警惕消化道出血的发生。

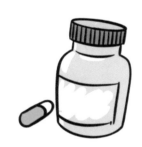

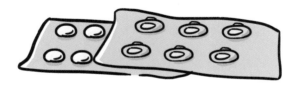

消化道出血
如何止血

　　消化道出血根据不同的病因和患者的不同情况，会采用不同的药物治疗方法，并有相应的饮食注意，请具体遵医嘱。

　　突发的呕血、呕咖啡渣样物质、黑便、血便等，或突然发生的腹痛、头晕、面色苍白，应当禁食禁水，尤其禁止饮温水，因为温水可以使血管扩张、血流增加。立即拨打急救电话，患者头偏向一侧躺卧，防止呕吐物误吸。

　　急性的消化道出血除了药物治疗外，必要时会采取气囊压迫、胃镜、肠镜、手术等方法来止血。如果患者失血过多，还会有相应的抗休克等治疗。

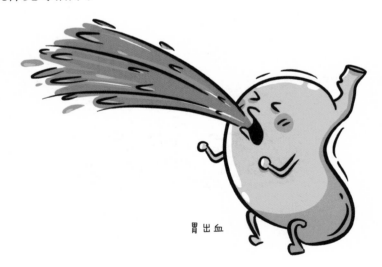

胃出血

消化道出血治疗期
应如何进食

　　消化道出血治疗后开始进食的时间应遵循医嘱，多由医生根据具体病情决定。

　　一般来说，出血停止，观察未再出现活动性出血后 3 天左右可以开始过渡饮食，但饮食常常需要从流质饮食、向半流质饮食、再向软食过渡，并且不能吃过烫的食物。因为食物过烫在向下运输过程中会使得黏膜血管在温度高时出现扩张，原本凝结的血管可能会出现再次破裂。

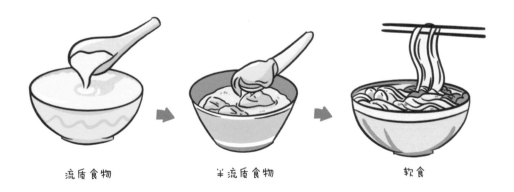

流质食物　　　　半流质食物　　　　软食

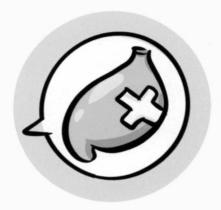

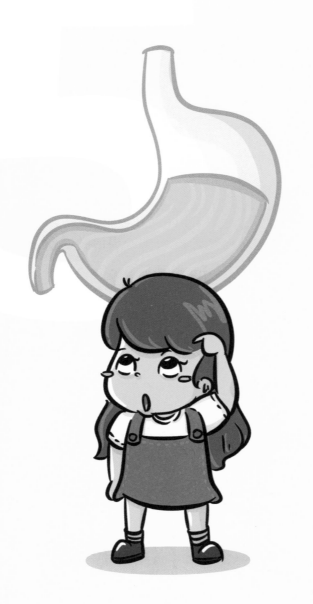

第五章

「肠」寿健康动起来

正确蹲马桶的姿势你知道吗

蹲马桶最好养成习惯，如每天清晨规律排便，形成生物钟。这样即能促进排便顺利，又能保证不会因大便在结肠时间过长导致干结、难以排出。

每次蹲马桶时间应控制在 3~5 分钟以内。应当集中注意力，不要一边大便一边玩手机或阅读，以免减弱排便中枢的活动，造成排便困难。排便时间过长可能引发痔疮，还可能导致排便反射不敏感，加重便秘。

大便时不要用力过猛，尤其是有心血管疾病的老年人。如实在难以排出，可使用开塞露等药物进行辅助。如有便意，应及时大便。经常憋大便也会造成便意不敏感，导致便秘。

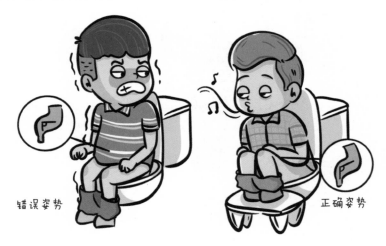

错误姿势　　　　　正确姿势

经常受便秘困扰的
原因是什么

　　健康人群排便习惯多为每天 1~2 次或 1~2 天 1 次，粪便多为成形黄色软便。少数健康人群排便次数可达每天 3 次或 3 天 1 次。故所谓排便习惯改变，除了频率，同时应注意粪便性状。

　　根据病程长短，可分为急性便秘和慢性便秘。急性便秘多见于各种原因的肠梗阻，多有腹痛、腹胀，甚至恶心、呕吐等表现，严重程度多与原发病相关。慢性便秘除了排便习惯改变，多无特殊表现，一般症状都不重。

便秘

　　指排便次数减少，一周之内少于 2~3 次，且排便费力、粪便干结，或者排便费力，大便排出不畅。

诱发便秘的常见原因

- 高脂、低纤维膳食、喝水少等不良饮食习惯
- 因工作太忙或生活紧张刻意忍住便意等不良的排便习惯
- 滥用泻药，尤其含有大黄类的中草药导致肠道动力异常
- 体内激素紊乱，比如甲状腺功能减退
- 妊娠时活动量的减少、孕激素水平的变化
- 外伤、腰椎间盘突出症等造成骶尾神经损伤
- 麻醉性镇痛剂，含铝制酸剂、铁剂等药物，对胃肠道的动力产生影响
- 痔疮或肛裂等直肠肛门疾病，因惧怕疼痛而抵触排便
- 缺少体力活动或长期营养不良等导致肠壁肌肉无力

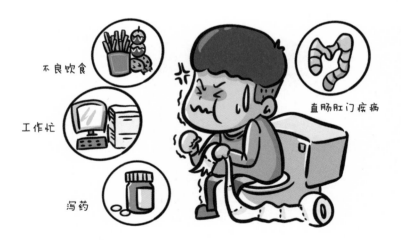

不良饮食

工作忙

泻药

直肠肛门疾病

●● 如何从便便看健康状况

? 你知道吗

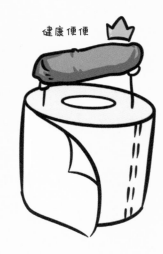

健康便便

黑色便便

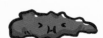

硬便便

消化不良便便

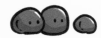

球状便便

泥状便便

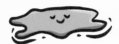

水状便便

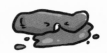

出血便便

黏液便便

哪些疾病可能引起便秘

消化吸收剩余的食糜残渣在大肠中会形成粪团，从粪团的形成到便意产生、排便动作，任何一环发生障碍，都有可能引起便秘。

按照疾病的发生原因，便秘可分为器质性便秘和功能性便秘。前者指各种器质性疾病所引起的便秘，可分为消化系统疾病和全身性疾病。

常见的消化系统疾病	结肠良性、恶性肿瘤、腹部手术后、先天性结肠冗长、肛周脓肿、肛裂等
常见的全身性疾病	糖尿病、甲状腺功能低下、硬皮病、铅中毒等

后者指器质性疾病以外，可引起便秘的原因，包括不良饮食习惯（饮水量少、少膳食纤维饮食）、不良排便习惯、高龄、长期卧床、药物因素（泻药依赖，吗啡类药物、抗抑郁药等药物副作用）、盆底肌张力不足等。

对于普通大众，特别是老年人、慢性病较多者，若出现便秘，需及时就诊。将所患疾病和所服用的药物详细告知医生，医生根据病人的具体情况，完善相应的检查，明确是器质性疾病引起或者是功能性便秘，进而选择最佳的治疗方案。

便秘时
不宜吃什么

引起便秘的食物主要为高脂肪、高蛋白、低膳食纤维、低水分的食物，主要包括 5 大类，即甜食、奶制品、肉制品、精细加工食物和快餐。

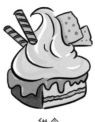

甜食

甜食美味诱人，尤其受女生们的喜爱，但甜食的脂肪含量很高，水分和膳食纤维含量较低，并不利于消化，易导致便秘。常见的食物包括蛋糕、曲奇、饼干、糕点等。

奶制品

奶制品同样存在脂肪含量高、膳食纤维含量低的问题，在肠道内通过缓慢，不易消化，从而导致便秘。常见食物包括全脂牛奶、奶酪、奶油、冰淇淋等。

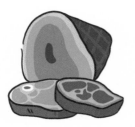

肉制品

肉制品，如牛、羊肉等，动物蛋白含量高，虽然有较高的营养价值，但不易消化，过度摄入可出现便秘等不适。因此建议与蔬菜等膳食纤维含量丰富的食物搭配食用。

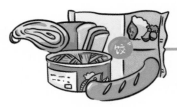

精加工食物

精细加工食物，此类食物为很多人偏爱，如面包、熟食肉类、罐头食品、冷冻食品等。粗粮中含有较多膳食纤维，经过度加工后，导致天然纤维大量损失，长期进食可导致便秘。

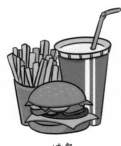

快餐

快餐，同样存在低膳食纤维、低水分和高脂肪的问题。常见食物如汉堡、比萨、炸薯条、意大利面等。

吃通便药前，
其他方法都试过了吗

如果排除引起便秘的疾病，许多人的便秘和生活习惯有关。

> **多吃蔬果、多喝水，增加大便的体积和含水量。**

> **规律按时排便、有便意及时排便，排便时集中精力，有助于增加排便反射的敏感性。**

> **保证睡眠和饮食作息规律等，适当体育活动，有助于增加规律的肠蠕动。**

对于一些人，猕猴桃、火龙果、酸奶等食物可以促进肠蠕动，增加便意，可以在尝试后找到适合自己的方法。

相当一部分便秘者，在按照上述的注意事项，养成良好的生活和排便习惯后，不需服用通便药物，即可解决便秘问题。

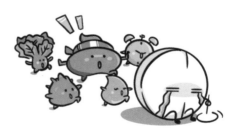

呜呜=你不爱我了

切掉一段肠子就能治便秘吗

常有一些患者被便秘所困扰，在尝试各种手段效果不好时，要求外科手术切除部分结肠治疗便秘。但手术效果却是各不相同的，目前对外科治疗便秘的疗效褒贬不一，对于手术时机和适应证也持不同意见。

有一些疾病引起的便秘是外科手术的适应证，包括：先天性巨结肠、部分继发性巨结肠、部分结肠冗长、结肠无力、重度的直肠前膨出症、直肠内套叠、直肠黏膜内脱垂等。

而对于长期便秘的患者，尤其是老年人和动力减弱引起的便秘，一般不主张手术治疗，很多患者手术后便秘并不能缓解，有时还会加重。所以，大部分便秘都不适宜采取手术切除肠子的办法来治愈。

不同的病变情况，应严格把握手术的适应证，在经过长程、规范的非手术治疗（包括生活方式调整、药物治疗、生物反馈治疗、心理治疗等）确实无效时，方由外科专家评估手术的必要性。

大便次数多
就是腹泻吗

腹泻，俗称"拉肚子"，几乎每个人都曾遇到过。那医学上是如何规范定义的呢？

正常人排便习惯不一，可每日 3 次到每周 3 次不等，每日粪便量一般少于 200g，粪便含水量为 60%~80%，通常为成形黄色软便。腹泻指排便次数每日＞3 次，且粪质稀薄（含水量＞85%），排粪量＞200g，分别从次数、性状和粪量做了明确的定义。

因此，单纯的排便次数增多，但均为黄色成形软便，含水量和粪便量并不增加，则不能定义为腹泻，这种情况可能在胃肠运动功能失调，或存在肛门直肠疾病时发生。

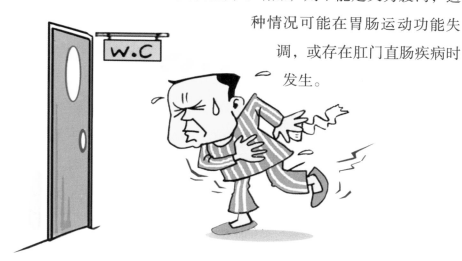

腹泻就是因为
"吃坏东西"了吗

所谓"吃坏东西"引起腹泻，可能是摄入了某些不能被肠道吸收的物质（比如乳果糖等泻药），或者是经口食入细菌等有害微生物（比如沙门菌、大肠埃希菌）。其实，按照腹泻的发生机制来划分的话，可以分为渗透性腹泻、分泌性腹泻、炎症性腹泻、动力性腹泻这几种，"吃坏东西"可能导致渗透性腹泻、分泌性腹泻。

除了我们平时常见的"吃了脏东西""吃了坏东西"，有些我们可能还认为是"好东西"的食物，也会暗藏祸心。现在喝生牛奶的人很少，但是部分人认为生牛奶"新鲜""原汁原味""营养价值高"，实际上生牛奶中含有结核菌、沙门菌、大肠埃希菌等，饮用后腹泻的情况非常多见。尤其是结核菌，大家对肺结核可能非常熟悉，实际肠道也可以患结核，有游牧习惯的人群常常会因为饮用生牛奶患上肠道结核。

有时候我们也不应当完全怪罪于食物，冷食也可能因温度低刺激了肠道引起腹泻，有些消化功能较弱的人吃了不易消化的食物如糯米制品后常因消化不良而腹泻，还有些人可能肠道蠕动得太快，食物在前面的肠道还没有被完全处理好就被送到后面的肠道了，这时也可能会发生腹泻。

哪些疾病会引起腹泻

    我们从这一问题中可以发现，引起腹泻的原因可以是多种多样的，它可能是肠道的问题——例如肠道炎症、肿瘤、肠易激综合征，也有可能是一些全身性疾病在消化系统的一种表现——例如甲状腺功能亢进、系统性红斑狼疮，不一定只有吃坏东西这一种情况。不过，我们在日常生活中最经常碰到的，正是细菌、病毒或者它们分泌的毒素经由进食的过程接近肠道，一举入侵，引起了腹泻。

①金黄色葡萄球菌在自然界中无处不在，包括空气、水、灰尘，如果剩饭剩菜暴露在空气中，夏天气温高，病菌大量繁殖，产生的毒素非常耐热，加热饭菜也很难消灭它的毒力，毒素和食物一起进入肠道，就可能会引起腹泻。

②如果做饭前没有洗手，金黄色葡萄球菌也会大量进入食物中。

③猪肉中常常含有旋毛虫的幼虫，当我们吃烤串时，如果烤得半生不熟，没能完全杀死它们，隐藏在其中的旋毛虫就可能进入人体，引发腹泻，更可能会发生旋毛虫在全身移行，多处器官都可能会发生病变，出现严重的后果。

④更不要提有些食物腐败的情况，其中致病微生物的量、种类、分泌的毒素又多又杂，进食这种食物，实在是有很大危险发生腹泻。

饮食不当引起腹泻的情况非常常见，如果一同进食的人也出现了腹泻，那我们一定要好好考虑，是否是吃东西的问题引起了腹泻

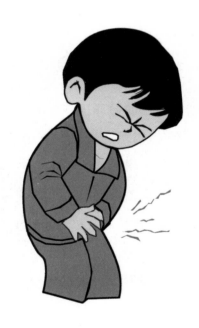

腹泻可能是其他器官疾病引起的吗

根据持续时间的长短，腹泻可分为急性和慢性两种。前者病情急，多在 2 周内自限；后者多 > 4 周。

腹泻病因复杂，急性腹泻多为感染性腹泻，细菌、真菌、病毒和寄生虫等感染均可导致腹泻。另外，药物或毒素也可引起急性腹泻。

慢性腹泻病因较为复杂，多为非感染性的，胃肠、肝、胆、胰的病变均可引起腹泻；结核等特殊病原菌的感染也可出现慢性腹泻症状。

上述提及的引起腹泻疾病的原因均来自消化系统，此外，非消化器官的疾病也可引起腹泻，比如全身性疾病，如甲状腺功能亢进、系统性红斑狼疮等，亦可表现为腹泻。

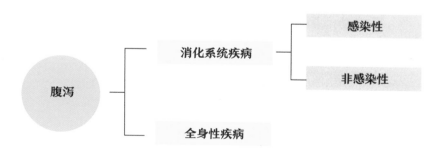

腹泻时一定要用
抗生素吗

目前有很多患者，腹泻时总要求医生开抗生素，这种做法是错误的。如果是因胃肠动力原因，或者摄入了不被吸收的高渗透性物质引起的腹泻，抗生素起不到任何作用，而且后者引起的渗透性腹泻在禁食后腹泻会明显减轻。可以应用抗菌药的患者仅为小肠细菌过度生长或肠道感染者。

滥用抗菌药可能存在下列危害。

抗菌药不良反应

增加抗菌药的耐药性

导致肠道菌群的紊乱，破坏肠道菌群平衡，有时反而会加重腹泻的症状

部分患者，尤其是年老体弱的重病患者及术后患者，腹泻很可能是由于应用抗菌药引起的，更为严重的，可能导致艰难梭菌感染、伪膜性肠炎的发生

什么是肠易激综合征

●● 情绪诱发的肠易激综合征

肠易激综合征，简称 IBS，是一种常见的功能性肠病。它指的是长期频繁的出现腹泻或者便秘的肠道症状，但是在进行了胃镜、肠镜等各种检查之后，仍然无法找到明确的病变。

你是否曾经在考试前紧张到腹疼腹泻，或者曾经在一段时间的工作压力之下，出现明显的便秘呢。肠易激综合征就是这样，与情绪有着很明显的关联，心情不好、压力大或饮食不当等都能成为它的诱发因素。

对于正常人群而言，当心情得到缓解时，腹泻或者便秘的症状便会好转。但是对于患有肠易激综合征的患者，虽然找不到实质性的病变，例如溃疡、息肉等，但是这种腹泻或便秘的症状却持续存在，严重影响患者的生活质量。

肠易激综合症的发病率很高，发病年龄多在 20~50 岁之间，占据消化内科门诊就诊的很大一部分。

它表现为腹痛、排便习惯改变，典型的症状是能够在排便后缓解的腹痛或腹部不适。根据排便习惯的不同，可分为便秘为主型和腹泻为主型。与器质性疾病不同的是,它缺乏可解释的形态学或生化学异常,血液检测和结肠镜检查均正常,所以称为功能性肠病。

肠易激综合征的病因和发病机制尚不明确,为多因素综合作用的结果。目前认为,这种疾病与肠道的功能相关,包括肠道的动力、肠道的敏感性、神经中枢的调控等,均在这种疾病的发病中有一定的作用。而心情不好、压力大或饮食不当等都能成为它的诱发因素。

●• 肠易激综合征有哪些类型

肠易激综合征患者临床表现多样,可为腹泻、排便困难等。根据患者的症状和大便外观,肠易激综合征可以分为以下 4 型。

腹泻型肠易激综合征	1/4 以上的时间排糊状便或水样便,排硬便或块状便的时间不到 1/4
便秘型肠易激综合征	超过 1/4 的时间排硬便或块状便,而排糊状便或水样便的时间不到 1/4
混合型肠易激综合征	排糊状便或水样便的时间及排硬便或块状便的时间均超过 1/4
未分型肠易激综合征	大便外观的异常不符合上述 3 种中的任何一种

临床表现的分型有利于指导后续治疗方案的选择。

肠易激综合征和食物过敏是一回事吗

食物过敏是指患者进食某种特定的食物后，出现口腔肿胀、痒、恶心、呕吐、腹痛、腹泻、哮喘、咳嗽、鼻炎、特应性皮炎或过敏症。部分患者仅在运动后出现症状。

最常见引起过敏的食物是牛奶、鸡蛋、鳕鱼（和其他鱼类）、虾（和其他贝类）、花生（和其他坚果）、黄豆、麦类和食物添加剂。对花粉过敏者可能对多种食物过敏。儿童食物过敏发病率较成人要高。

而肠易激综合征的发作与食物无明显关系，往往没有饮食诱因，主要表现为腹部不适、腹泻或便秘，无伴发的口、皮肤、呼吸系统症状，所以与食物过敏并非一回事。

若患者在进食某种特定食物后出现上述口、肠、皮肤和呼吸系统中至少两个系统受累表现，提示存在食物过敏反应，可在医生指导下从饮食中剔除可疑过敏食物，若症状减轻则有助诊断。治疗主要是避免摄入相关食物，病情严重时需至医院急诊应用肾上腺素。

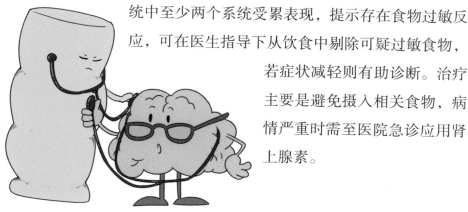

肠易激综合征的治疗药物有哪些

肠易激综合征的治疗主要根据不同症状区别用药，主要包括治疗腹泻、便秘和腹痛的药物。

吸附药和收敛药	双八面体蒙脱石、碱式碳酸铋	产生止泻的作用
抗动力药	洛哌丁胺、地芬诺酯、复方樟脑酊	减慢肠道蠕动速度，纠正腹泻的发生
解痉药	匹维溴铵、马来酸曲美布汀、阿托品、颠茄、溴丙胺太林、山莨菪碱、东莨菪碱	解除胃肠痉挛，松弛平滑肌
导泻药	乳果糖、聚乙二醇、甲基纤维素、聚卡波糖	适用于便秘型患者
胃肠道动力药	莫沙必利	刺激胃肠道，发挥促动力作用
其他药物	抗抑郁剂、益生菌	调节肠道微生物群生态平衡

什么情况需要做
肠镜检查

胃镜和肠镜是目前诊断消化科疾病的重要检查手段，那么在什么情况下我们需要进行胃镜、肠镜的检查呢？

首先我们应该了解一下胃镜和肠镜的工作原理。人体的消化道就像一条蜿蜒曲折的隧道，隧道内表面覆盖着黏膜，而胃镜和肠镜就是一个伸入到这个隧道的摄像机，让我们看到隧道内部的样子。它能帮我们看到肠道内是否有出血、是否有溃疡、是否长了息肉或者肿瘤。胃镜并不是只观察胃，还能观察食管、十二指肠的一部分，肠镜主要观察结肠、直肠及部分回肠。

因此，当我们出现腹痛、腹泻、消化道出血等症状或者触及腹部有肿块时，或既往有消化道病变需要定期随访时，我们就会希望借助这个"隧道内摄像机"帮我们看清楚现在食管、胃和肠道内到底发生了什么。

由于很多早期肿瘤或者会发展为肿瘤的病变，如结肠息肉没有任何症状，现在也建议大于 40 或 50 岁的人群、特别是有家族史者和高危人群，应常规行胃镜和结肠镜检查，及早发现病变，早期处理，可以预防肿瘤的发生。

胃肠镜检测目前非常普遍，可以帮助我们明确食管、胃和肠道有没有问题。有很多人在体检时也要求做胃肠镜检测，但以下情况是不能做胃肠镜检查的，会出现危险。

（1）严重的心脏病，例如重度心力衰竭、心肌梗死活动期、严重的心律失常，或因身体衰弱不能耐受者。

（2）严重高血压患者、严重的肺功能不全、脑循环障碍者。

（3）精神失常不能配合或不能接受胃肠镜检查者。

（4）急性重症咽喉部病变导致内镜无法插入，食管、胃、十二指肠穿孔的急性期，腐蚀性食管损伤的急性期，以上情况均不宜做胃镜。

（5）肠道狭窄、近期手术有肠穿孔可能者，曾做过肠道放疗并发生肠道放射性坏死者，下消化道急性炎症如细菌性痢疾、肛周脓肿、女性月经期等，以上情况均不宜做肠镜。

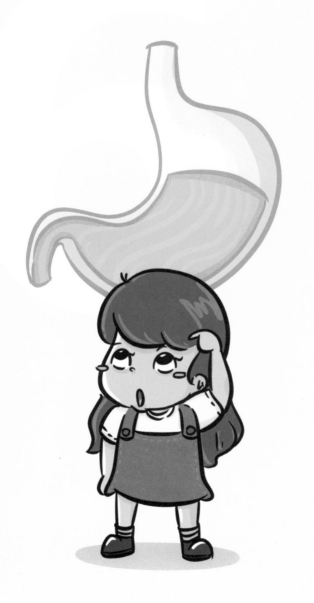

第六章
肠道炎症不可忽视

什么是炎症性肠病

　　结肠黏膜可吸收肠道水分、分泌黏液润滑肠道，是肠道的第一道屏障。正常情况下肠道面对病原微生物，会发生局部炎症反应，清除或破坏致病原；而非致病微生物不受机体免疫系统攻击。在某些情况下机体的免疫系统发生紊乱，无法及时清除病原微生物，或把非致病微生物误认为致病微生物，而对其攻击，导致非特异的肠道炎症反应。

　　炎症性肠病正是一组病因未明的慢性非特异性肠道炎症性疾病，包括溃疡性结肠炎和克罗恩病。肠道发生炎症后会出现糜烂、溃疡，引发一系列肠道症状，包括腹泻、腹痛、便血等，同时会导致肠道的消化吸收功能障碍，影响患者的生活质量，严重者危及患者生命。

　　炎症性肠病的病因及发病机制并未完全阐明。目前医学家发现了上百个与炎症性肠病有关的基因，被称之为炎症性肠病易感基因。研究还发现，炎症性肠病存在明显的机体免疫异常，部分环境因素（如自然环境、吸烟）也与炎症性肠病发病相关。综上，目前认为该病是环境因素作用下在携带易感基因的人群体内出现免疫系统紊乱造成的。

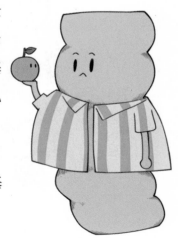

炎症性肠病的
诱发因素有哪些

有炎症性肠病家族史：国外研究发现有 5% ～ 20% 的炎症性肠病患者的一级亲属中有炎症性肠病患者。如果父母一方患有炎症性肠病，子女患病的风险增加。该类情况我们称之为遗传易感性，就是携带某些基因的人群较其他人群更容易患病。

当前已发现上百种炎症性肠病的易感基因，有些易感基因携带者可终生不患炎症性肠病，而且目前也无法预测携带某种易感基因的患者罹患炎症性肠病的概率有多大。因此临床上并未把易感基因检测作为常规检查项目。

环境因素：虽然目前尚无直接证据证实哪些环境因素可诱发炎症性肠病，但以下几个环境因素确实与炎症性肠病的病情密切相关。如吸烟，正在吸烟的患者较不吸烟者更易患克罗恩病，而且病情更复杂，而罹患溃疡性结肠炎的风险下降。非甾体抗炎药可加重病情。

应激因素：应激虽然不是炎症性肠病的病因之一，但是生活中的负面事件（如失业、亲人离世、感情受挫等）会诱发或加重炎症性肠病症状。

炎症性肠病的
治疗方法有哪些

对炎症性肠病患者多采用综合性治疗方法，包括一般性治疗、药物治疗和手术治疗。

一般性治疗： 保持健康生活方式，如戒烟、避免过度劳累。疾病活动期避免进食辛辣、刺激性、高纤维素性食物，保证营养，适当补充微量元素。如患者并发心理问题，可咨询心理医师，必要时药物治疗。

药物治疗： 包括氨基水杨酸制剂（柳氮磺吡啶、巴柳氮、美沙拉嗪、奥沙拉嗪等）、糖皮质激素（泼尼松、泼尼松龙、氢化可的松琥珀酸钠、布地奈德等）、免疫抑制剂（硫唑嘌呤、6-巯基嘌呤、甲氨蝶呤、环孢素A等）、抗菌药（克拉霉素和甲硝唑仅限于部分合并腹腔脓肿、肛周脓肿、结肠型克罗恩病患者）、生物制剂（英夫利西单抗、阿达木单抗等）和肠道益生菌等。

手术治疗： 据患者的病情而制定个体化手术方案，包括手术的时机和术式（回肠造口术、全结肠切除术、右半结肠及末段回肠切除术等）。

中医学博大精深，口服方剂与灌肠制剂丰富。目前已有很多中药用于炎症性肠病治疗的报道，并且临床实践中也常应用锡类散灌肠等中药，但目前现有炎症性肠病的指南中尚无关于中药治疗炎症性肠病的规范化建议。

炎症性肠病患者
应该如何饮食

食物并非炎症性肠病的病因，但一些食物可以诱发或加重炎症性肠病患者的症状，特别是活动期的患者。因此应该尽量避免进食导致症状加重的食物。

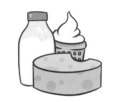

奶制品

☒ 限制乳制品，部分人在食用乳制品后出现腹泻，提示其可能存在乳糖不耐受。乳糖不耐受患者进食乳制品可加重腹泻。

蔬菜水果

☒ 限制粗粮饮食，多食少渣食物。对于普通人群，通常建议多吃蔬菜、粗粮，有益于肠道蠕动。但对炎症性肠病患者，进食高纤维素食物，如蔬菜、水果、全麦面包，可能会加重患者肠道负担，出现腹泻、腹痛、产气过多等症状。在疾病缓解期可适当增加一点高纤维素食物，而在活动期则要限制摄入量。

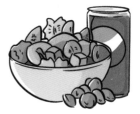

坚果、碳酸饮料

☒ 避免食用可能加重症状的食物、饮料，如坚果、西兰花、咖啡及碳酸饮料等。含有咖啡因的饮料可刺激肠蠕动，而碳酸饮料常产过多的气。

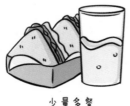

少量多餐

☑ 推荐少量多餐、多饮水。

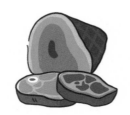

瘦肉

☑ 补充微量元素、维生素，由于限制饮食种类，而且疾病本身造成的消耗及肠道吸收障碍，以及部分药物（如激素）的影响，需要患者适时补充微量元素和维生素。微量元素是指维持人体健康所需的量较少的矿物质，绝大多数为金属元素，包括铁、锌、铜、锰、碘、氟、硒等。微量元素主要来自食物，动物性食物含量较高，种类也较植物性食物多。比如铁的主要食物来源为动物肝、瘦肉、豆类、海带等。

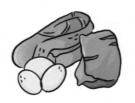

肉、蛋类

☑ 根据个体情况，适当补充容易消化吸收的高蛋白饮食，因为溃疡的愈合需要一定的蛋白质，如果营养不良不利于溃疡的修复。

活动期患者因慎重选择饮食，特别是中重度活动期患者，需充分征求营养科医生、消化科医生的建议后，合理规划自己的饮食方案。

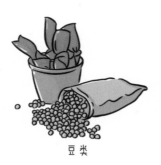

豆类

炎症性肠病患者
为什么需要补钙

炎症性肠病患者，尤其是克罗恩病患者，由于活动期的小肠存在黏膜糜烂、溃疡，因此小肠的吸收功能受损，导致钙经肠道吸收减少。活动期的炎症还可能影响体内维生素 D 的水平，导致钙吸收的减少。另一方面，炎症性肠病治疗的药物，如糖皮质激素、甲氨蝶呤、环孢素等会促使钙的流失。

因此炎症性肠病患者合并骨量减少、骨质疏松的风险增高，应当注意补钙。

由于牛奶中含有大量的乳糖，而很多中国人体内的乳糖酶都存在不足或缺乏的情况，因此食用牛奶会造成乳糖不耐受者出现腹泻、腹胀的症状，并且牛奶中的酪蛋白容易引起肠道的过敏反应，而肠道过敏反应以及食物不耐受也可能参与了炎症性肠病的发病。因此建议炎症性肠病的患者避免食用牛奶。

除了喝牛奶，多吃豆腐、虾皮、荠菜、肉类等富含钙的食物，同样可以补充身体所需的钙。菠菜、苋菜等绿色蔬菜在烹调前先焯一下，去除食物中的草酸、植酸等物质，可以减少其对钙吸收的影响。新鲜蔬菜水果中的维生素 C 有助于钙的吸收，过多脂肪摄入会影响补钙效果，所以平衡膳食结构对补钙也是很重要的。

什么是溃疡性结肠炎

溃疡性结肠炎是炎症性肠病的一种，最常见于青壮年期，在我国其发病高峰年龄为 20 ~ 49 岁，无明显性别差异。

临床表现	消化道表现	腹泻、腹痛和黏液血便，严重时为全血便
	全身表现	发热、乏力和体重下降
	肠外表现	关节痛和口腔溃疡等
	并发症	肠穿孔、消化道大出血

溃疡性结肠炎的特点如下。①**病变通常仅发生在结肠和直肠。**多为直肠病变向上延伸的连续病变。由于病变多在直肠最重，患者会总感觉里急后重，但每次如厕时排出粪便很少，甚至没有。②**累及深度浅**，炎症多局限于黏膜层和黏膜下层，只有在少数情况下才会出现更深部位的炎症。

里急后重

是一种直肠刺激症状，即肛门坠胀感，患者常常觉得排便未净，有强烈的便意，排便频繁，但每次排便量很少，且排便后未见轻松。

你听说过克罗恩病吗

克罗恩病是另一种炎症性肠病，最常发生于青年期，在我国发病高峰年龄为 18 ～ 35 岁，男女比例约为 1.5 ： 1。

临床表现	消化道表现	腹痛、腹泻、腹部包块、肛瘘、肛门周围病变、口腔食管受累等
	全身表现	发热、营养障碍、体重下降、生长发育迟缓等
	肠外表现	关节痛、皮肤红斑、葡萄膜炎等
	并发症	肠梗阻、消化道出血、胆结石等

相较于溃疡性结肠炎，克罗恩病有以下几个特点。

（1）**病变累及范围广**：病变可发生在消化道任何部位，即从口腔到肛门。可同时累及多个部位，两处病变之间肠黏膜完全正常。小肠最易受累，特别是末端回肠，其次是盲肠与升结肠，直肠发生病变少见。

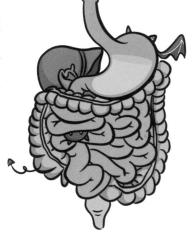

（2）病变累及肠壁深层：可以累及肠道的全层，从黏膜层至浆膜层，即"全层炎"，相对于溃疡性结肠炎，克罗恩病更易出现穿孔、腹腔脓肿或形成瘘道。

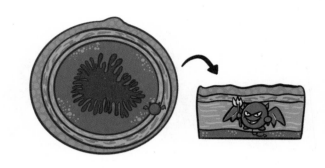

（3）更易出现肛周脓肿、肛瘘等肛周病变。

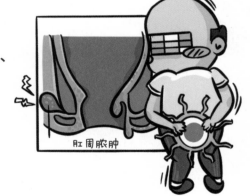

肛周脓肿

胃穿孔

胃肠道破裂后，内容物流入游离腹腔。

瘘道

肠壁破损后，与其他肠道、脏器、皮肤相通，肠道内容物可进入相应部位，如小肠与膀胱形成瘘道，称"小肠膀胱瘘"；小肠与皮肤间形成瘘道，称"肠皮瘘"。

结肠息肉是癌前病变吗

结肠息肉是指大肠腔内黏膜表面隆起，导致局部增生的一类病变。

肠息肉分为腺瘤性、炎性、增生性等多种，其中增生性肠息肉跟肠癌有一定关系，而腺瘤性肠息肉与大肠癌关联度最高，是一种"癌前病变"。

癌前病变不是癌，也不是癌的初期，癌前病变只有在一定的条件下才可能进展为癌。对于不同的病变，癌变的概率不同。若能及时发现并进行合理预防和治疗，大部分可有效控制，仅有相当小的一部分癌前病变会继续发展，演变为癌。

筛查和及时发现癌前病变是预防大肠癌的重点。

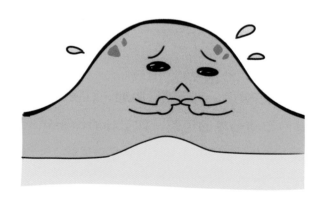

结肠息肉的发生与哪些饮食习惯有关

结肠息肉作为一种消化系统病变，与饮食习惯密切相关。这主要与现代人习惯"二高一低"（即高脂肪、高蛋白、低膳食纤维）的饮食结构，加上运动量太少有关。长期进食高脂肪、高蛋白、低纤维性饮食者结直肠息肉的发生率明显增高。

此外，经过腌熏等加工的食品成为当今人们的新宠、餐桌上的"常客"，这类食物往往含有一定的致癌成分。而诸多致癌物质又是脂溶性的，会很快溶解于脂肪中。从饮食中摄入的动物脂肪越多，溶解和吸收致癌物质的危险性也就越大。

另外，煎炸熏烤、酒精以及过于辛辣的刺激性食物也可增加有害废物对肠道的损害，增加结肠息肉风险。

结肠息肉的发生与饮食关系密切，我们在生活中一定要做好预防。具体方法如下。

> （1）不吸烟、不喝酒：吸烟、过量饮酒都会增加患结肠息肉和结肠癌的风险。如果你有结肠癌家族史，那尤其应该避免吸烟和饮酒来降低发病风险。

（2）多吃水果和蔬菜：研究表明水果、蔬菜和全谷物有助预防结肠息肉，因为这些食物富含膳食纤维，可以降低结肠息肉的风险。另外，水果和蔬菜还富含抗氧化剂，可以预防结肠癌症。

（3）坚持体育锻炼，保持健康体重：控制体重可以独立降低结肠患病的风险。专家建议每周5次，每次至少30分钟的运动。如果每天能进行45分钟的中等强度运动，则在降低肠癌风险方面效果更佳。

（4）有良好的心态应对压力，劳逸结合，不要过度疲劳：压力是重要的癌症诱因，压力导致过劳体虚，从而引起免疫功能下降、内分泌失调，体内代谢紊乱，导致体内酸性物质的沉积。压力也可导致精神紧张引起气滞血淤、毒火内陷等。

（5）不要食用被污染的食物：不吃被污染的农作物、家禽鱼蛋、发霉的食品等，防止病从口入。

发现结肠息肉
一定要切除吗

结肠息肉目前的治疗方法包括微波治疗、内镜下电灼切除以及手术治疗。

结肠息肉的典型症状是间断性便血或大便表面带血，多是鲜红色的，一般很少导致大出血。如果继发炎症感染，可出现黏液血便，可有里急后重，便秘或便次增多，长蒂或者位置近肛门的可有息肉脱出肛门。少数患者可有腹胀、腹部隐痛等不适。

治疗原则	有症状的息肉	予以治疗
	无症状的息肉	根据是否有癌变倾向决定治疗方法
	有癌变倾向的腺瘤性息肉	发现后应切除
	增生性息肉、炎性息肉	无需特殊治疗，观察随访

结肠镜检查并不能明确息肉的性质，因此发现息肉必须进行活检。

对于单发性息肉，肠镜下切除术是首选治疗方法；多发性息肉或息肉病，可行肠镜下分期分段息肉切除术。如果单个息肉较大，基底部较宽，或病变肠段息肉较多，以至无法进行肠镜下切除者，可考虑病变肠段手术切除治疗。

为什么肚子疼不能
马上打止痛针

我们经常遇到很多患者，因为肚子疼到急诊后就要求医生马上打止痛针。其实在腹痛原因没有诊断明确时，一般不能用止痛药。

因为止痛后会掩盖很多症状，医生再做检查，很多异常的表现就发现不了。另一方面，也会掩盖病情的发展情况，导致延误诊断，失去治疗的时机而危及生命。

所有医生对肚子疼的患者仅能酌情解痉止痛。首先要明确引起肚子疼的原因，排除病情危急的急腹症，如胃肠穿孔、胰腺炎、急性阑尾炎、宫外孕破裂、腹主动脉瘤破裂，甚至急性心肌梗死等。如果不能排除这些情况的可能，是不能打止痛针的，如果掩盖了症状，延误了病情，后果不堪设想。

只有诊断明确后才可以根据疼痛的性质给予止痛药，并积极针对疾病进行相应的对因治疗。

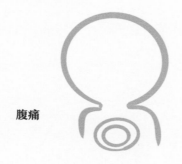

腹痛

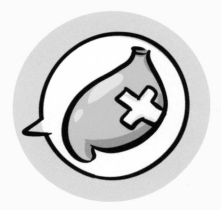

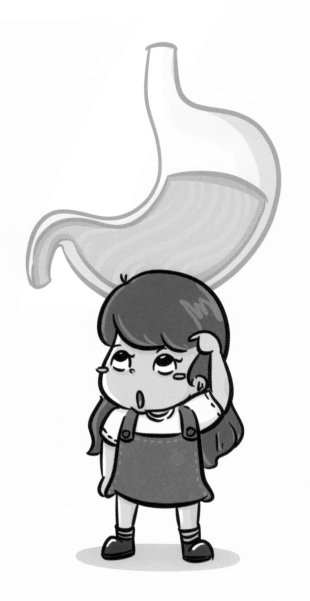

第七章

肠胃健康还需要

肝胆胰相照

转氨酶升高
一定是肝炎吗

转氨酶升高不一定是得了传染性的肝炎，只要肝脏的细胞有破坏，转氨酶就会升高。

传染性肝炎，如甲肝、乙肝等，只是引起转氨酶升高的一种原因，很多可以引起肝脏损伤的其他疾病，也可以造成转氨酶升高。

如现在很常见的脂肪肝、很多药物包括中药造成的肝损害、酒精肝、各种原因造成胆红素不能排出肝脏造成肝细胞的破坏等，以及各种感染，也可以对肝脏造成损伤，引起转氨酶升高。

另外，我们应该知道的是，转氨酶不仅存在于肝脏中，也广泛存在于心、脑、肾、肌肉、胰腺等其他器官中，当这些器官受到损伤的时候，也有可能出现转氨酶轻度升高。例如心肌梗死、心肌炎、胰腺炎等，都有可能导致不同程度的转氨酶升高，这时候并不是肝脏的问题。

由此可见，不能单纯根据转氨酶是否升高来诊断和排除肝炎。而应遵医嘱，结合症状、体征及其他检查化验，包括肝炎相关抗原抗体的血清学检查等具有特异性诊断价值的检查结果，来做出正确的诊断。

化验单的指标中，什么是"好"脂肪，什么是"坏"脂肪

随着生活水平的提高，高脂血症、脂肪肝患者越来越多。我们在医院化验血脂时，常能看到形形色色的项目和眼花缭乱的箭头，它们都有什么意义呢？

在临床上，常用的血脂相关指标包括以下4项：胆固醇（TC）、甘油三酯（TG）、低密度脂蛋白（LDL）、高密度脂蛋白（HDL），它们是脂肪存在的不同形式。

胆固醇和甘油三酯升高肯定就是高脂血症，并且甘油三酯与饮食的关系更为密切。

低密度脂蛋白被称为"坏脂肪"，因为它的升高提示患上动脉粥样硬化、冠心病等疾病的危险性增加。

高密度脂蛋白则被称为"好脂肪"，它的升高提示我们对脂肪清除能力的增加，是冠心病的保护指标。

好脂肪 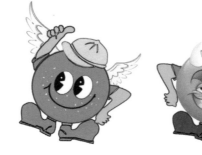 坏脂肪

为什么说脂肪肝 是富贵病

●● 喝出来的脂肪肝

脂肪肝的发生多数与吃喝过度或减肥过度有关。酒精性脂肪肝是因为喝酒引起的。

长期大量饮酒可导致中毒性肝损伤，统称为酒精性肝病。初期表现为肝细胞脂肪变性，进而发展为酒精性肝炎、肝纤维化，最终导致酒精性肝硬化。约 90% 的大量饮酒者可出现肝脂肪变，在频繁饮酒 2 周内就可能观察到，戒酒后很快消退。但如果继续饮酒，估计 1/3 存在脂肪变性的患者可能发生脂肪性肝炎。酒精性肝病的发生与饮酒量和饮酒持续时间有关。

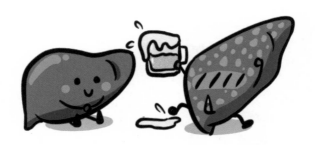

正常肝　　　　　　　酒精性脂肪肝

●● 吃出来的脂肪肝

非酒精性脂肪肝，主要是饮食不平衡，脂肪、糖类摄入过多，或者是过度减肥导致的。随着社会的发展，生活水平的不断提高，肥胖症和代谢综合征越来越多。近 20 年亚洲国家非酒精性脂肪肝患病率增长迅速且呈明显低龄化发病趋势，在中国的上海、广州和香港等发达地区成年人患病率在 15% 左右。

非酒精性脂肪肝的主要危险因素包括高脂肪高热量膳食结构、多坐少动的生活方式以及代谢综合征（肥胖、高血压、血脂紊乱和 2 型糖尿病）。我们吃进去的食物都要通过肝脏来代谢，当我们进食超过人体所需时，就会出现糖代谢紊乱和脂肪代谢紊乱，引发糖尿病、高脂血症，也会出现大量的脂肪在肝脏中堆积，导致脂肪肝。脂肪肝往往不是独立存在的，常合并出现高脂血症和糖尿病。

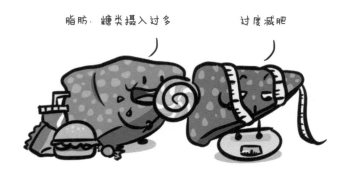

脂肪、糖类摄入过多　　　过度减肥

非酒精性脂肪肝

脂肪肝内的脂肪
从哪里来的

　　肝脏是脂肪代谢的中心，能合成和储存脂类，供应肝脏及全身需要。肝脏也是脂肪运输的枢纽，经肠道消化吸收的脂肪先进入肝脏然后转变为体脂贮存。饥饿时，贮存的体脂先被运送到肝脏，然后进行分解。在肝内，中性脂肪可水解为甘油和脂肪酸，肝脂肪酶加速此反应。甘油可通过糖代谢途径被利用，而脂肪酸可完全氧化为二氧化碳和水。

　　肝脏本身并不储存多少脂肪，而是一个处理脂肪的"化工厂"。当肥胖、饮酒等因素打破了肝脏内脂肪的代谢平衡，出现脂肪代谢紊乱时，可使脂肪堆积于肝脏内形成脂肪肝。

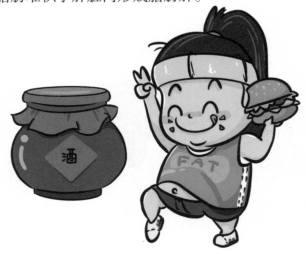

不吃药能治脂肪肝吗

改变饮食习惯和运动习惯都不是件容易的事情，而且贵在坚持，三分钟热度是难以改变脂肪肝的现状的。因此很多脂肪肝患者会直接想到吃药，尤其是看到血脂升高时会想到吃降脂药。

但对于脂肪肝患者，最为重要的治疗是避免脂肪在肝脏内继续沉积，也就是我们常说的"治病要去根"。戒烟、戒酒、戒油腻饮食、控制血糖、规律运动都是脂肪肝最好的治疗。

而到目前为止，西药尚无防治脂肪肝的有效药物，在饮食和运动治疗的同时，我们可以选用一些保护肝脏的药物来辅助，比如维生素 B、维生素 C、维生素 E、熊去氧胆酸、水飞蓟素、还原型谷胱甘肽等。

另外，由于降脂药物容易引起肝功能异常，除非血脂太高（一般 TC>5.2mmol/l 或 LDL-C>3.12mmol/l，但具体会根据有无危险因素有调整），或同时合并有高血糖、高尿酸等代谢综合征的表现，或有冠心病、脑卒中等心脑血管风险，所以单纯脂肪肝的患者不建议使用降脂药物。

脂肪肝治疗的关键是去除病因。如：酒精性脂肪肝，戒酒是治疗的关键；大多数药物性脂肪肝（如四环素、肾上腺皮质激素、甲氨蝶呤等药物），及时停药是治疗的关键；肥胖性脂肪肝，减肥是治疗的关键。

得了脂肪肝后
该如何饮食

（1）控制能量摄入，以便把肝细胞内的脂肪氧化消耗。肥胖者应逐步减肥，使体重降至标准体重范围内。以标准体重计算，每千克体重可供给能量 84 ~ 105kJ（20 ~ 25kcal）。

> **标准体重（kg）= 身高（cm）- 105（或 100）**

男性 165cm 以上减 105，而女性和男性 165cm 以下者减 100。

（2）限制脂肪和碳水化合物摄入。按标准体重计算每千克体重每天可供给脂肪 0.5 ~ 0.8g，宜选用植物油或含长链不饱和脂肪酸的食物，如鱼类等；碳水化合物每天每千克体重可供给 2 ~ 4g，食用糖的摄入不宜过多。

（3）适量蛋白饮食，每天每千克体重可供给 1.2 ~ 1.5g。蛋白质可保护肝细胞，并能促进肝细胞的修复与再生。其中优质蛋白质应占适当比例，例如豆腐、腐竹等豆制品，瘦肉、鱼、虾、脱脂奶等。

（4）保证新鲜蔬菜，尤其是绿叶蔬菜供应，以满足机体对维生素的需要。但含糖多的蔬菜及水果不可进食过多。

（5）限制食盐，每天以 6g 为宜。

（6）适量饮水，以促进机体代谢及代谢废物的排泄。

（7）多吃含有甲硫氨酸丰富的食物，如小米、莜麦面、芝麻、油菜、菠菜、菜花、甜菜头、海米、干贝、淡菜等食品可促进体内磷脂合成，协助肝细胞内脂肪的转变。

（8）忌辛辣和刺激性食物，如洋葱、蒜、姜、辣椒、胡椒、咖喱和酒类等，少食用肉汤、鸡汤、鱼汤等含氮浸出物高的食物。

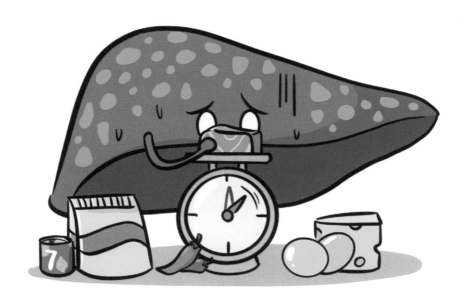

为什么得了肝硬化
就不能逆转

肝硬化指的是肝脏正常结构破坏后，再生的纤维化伴结节形成。

肝硬化是由多种原因（病毒性肝炎、长期大量酗酒、营养不良、胆汁淤积、慢性心衰、寄生虫感染等）引起的广泛的肝细胞变性、坏死。然后肝细胞呈现不规则的结节状再生和弥漫性纤维组织增生，这几种改变反复交错进行，结果使大量肝小叶结构被破坏，纤维组织增生造成假小叶形成，肝内血液循环紊乱，使肝脏变形、变硬。

一旦发展为肝硬化，就意味着肝细胞已经变性、坏死，而且广泛的纤维化增生已经形成，纤维组织是无法逆转的，无法恢复其原有的"容貌"。就像伤口愈合后形成的瘢痕，虽然愈合了，但不可能恢复到没有受伤前的样子。

因此，肝硬化是无法逆转的，只能尽可能减少任何对肝脏的损伤，避免肝硬化的形成。

肝硬化的治疗方法
有哪些

对肝硬化患者的治疗，主要目标是延长肝脏存活的时间，尽可能保证生活质量。除了针对肝硬化患者量身定制的饮食方案外，目前并无治疗肝硬化的特效药物。因为肝脏结构遭到破坏后自身组织会再生，但这种再生是畸形的再生，难以恢复其原有的"容貌"。

除乙肝肝硬化的患者推荐继续抗病毒治疗外，其他类型肝硬化暂时都没有针对性的药物。

最后的唯一的治疗是肝移植，但鉴于我国目前国情，肝源较少、费用极高，并非所有的肝硬化患者都能够有机会换肝，所以积极预防、尽早发现、尽早治疗才是肝硬化患者的最佳"药物"。

早期主要对因治疗，辅以一般治疗，使病情缓解；失代偿期则采用综合治疗，防止各种并发症的出现。

（1）一般治疗：多休息；注意饮食；戒酒；避免使用引起肝脏损伤的药物。

（2）病因治疗：包括对乙型或丙型病毒性肝炎的抗病毒治疗、对自身免疫性肝病的治疗等以减缓或逆转肝病进展。

（3）保肝治疗：白赛诺、易善复、乙酰半胱氨酸等保肝药物治疗。

●● 手术治疗

　　肝硬化本身除了肝移植外并无其他手术"整容"的方式。手术治疗主要针对肝硬化的并发症——门脉高压。我们可以通过手术可以改变肝脏周围血流的走向，"疏通引导"，减轻部分血管的压力，避免食管静脉、腹壁静脉、直肠静脉丛等血管进一步曲张，减少出血、肝性脑病等并发症发生的概率。但手术本身也存在风险，建议到正规、专门的医院咨询，结合自身病情做出最有利的决定。

门脉高压

　　是指由门静脉系统压力升高所引起的一个临床综合征。门静脉是汇聚腹腔内消化器官及脾的血液然后汇入肝脏。所有能造成门静脉血流障碍和（或）血流量增加，均能引起门脉高压症。

手术治疗

•• 药物治疗

目前已有超过 1000 种的药物被证实具有肝脏毒性，如非甾体类抗炎药、抗菌药及部分中草药等，故肝硬化患者在治疗过程中应尽量避免使用或调整药物使用剂量。建议肝硬化患者在加用任何新药时咨询医生。目前发现中药对肝脏的损坏也比较重，因此一定要纠正"中药不是药，对肝无损害"的观念。

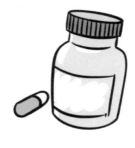

药物治疗

•• 相关并发症的预防及处理

理肝硬化的主要并发症有静脉曲张出血、腹水、自发性细菌性腹膜炎、肝性脑病、肝细胞癌、肝肾综合征、肝肺综合征。定期、规律监测患者是否出现并发症，如果可以，应采取相应的措施预防并发症。

特别是应筛查食管静脉曲张和肝细胞癌。如果有静脉曲张，应预防性使用 β 受体阻滞剂或行食管静脉曲张套扎治疗。

除此之外，正确利尿；治疗感染（减少肝性脑病）；避免使用镇静药，纠正低钾血症和低钠血症（减少肝性脑病）；避免使用肾毒性药物，只在有明确指征时才进行导尿、机械通气和中心静脉置管（减少继发性感染）等都起到一定的预防作用。

胆囊里为什么会长结石

胆石症包括胆囊结石和胆总管结石。大部分胆囊结石的主要成分是胆汁中的胆固醇或胆固醇和胆色素的混合物，是胆汁结晶而成的。胆汁中胆固醇含量高、胆汁中促进结晶的凝结核增多、胆囊收缩障碍等因素，会导致胆汁容易形成结石。胆结石虽然叫石，但是它的形成与补钙无关。

易发生胆固醇结石	女性
	怀孕
	服用雌激素
	年龄增长（大于 40 岁）
	遗传因素和家族史
	肥胖
	快速减重
	糖尿病
	高甘油三酯
	低体力活动
	高能量和精细碳水化合物饮食等
易形成胆色素性结石	胆道感染
	胆道蛔虫
	溶血性疾病

为什么胆结石
总容易复发

　　保胆取石的手术并不能去除促进胆结石形成的原因，许多导致容易形成胆结石的原因，比如遗传因素、年龄增长、性别都难以改变。如果是胆囊泥沙样结石、附在胆囊壁上的结石、胆囊管结石，则相对更容易复发。

　　保胆取石的复发率很高，而且需要配合服用促进溶石的昂贵药物。因此，如果是有症状的胆囊结石，还是推荐进行胆囊切除术。否则取石后复发，病还是没治好。

　　近年来，随着体检的普及，许多人查出了没有症状的胆囊结石。如果没有特殊情况（如胆囊癌风险增加的患者，有溶血性疾病或者接受胃旁路术的患者预防性胆囊切除有一定治疗作用），一般建议继续观察，不推荐手术处理。因为即使进行取石，也很容易复发。

　　另外，胆管结石的治疗比胆囊结石治疗更加复杂。胆管结石在治疗后，复发的概率也很大。

哪些患者可考虑
预防性胆囊切除

　　大多数无症状胆结石患者无需行预防性胆囊切除术。对这类患者通常采取期待治疗，如果随后出现症状，可考虑行胆囊切除术。

　　然而，胆囊癌风险增加的患者需要行胆囊切除术，某些有溶血性疾病或接受胃旁路术的患者可能适合行胆囊切除术。

　　具体来说，首先对于胆囊癌风险增加的患者，包括：胰管引流异常（如胰管汇入胆总管）、胆囊腺瘤、瓷胆囊，且适宜手术的患者建议预防性行胆囊切除。其次由于镰状细胞病和遗传性球形红细胞增多症患者的胆色素结石发生率高。因此，我们建议在镰状细胞病患者因其他原因行腹部手术时同时行胆囊切除术。

　　一些权威机构推荐，对于年轻的遗传性球形红细胞增多症患者，如果其存在胆结石，不管有无症状，都行预防性脾切除术联合胆囊切除术。对于存在胆结石的遗传性球形红细胞增多症患者，如果计划将脾切除术作为治疗的一部分时，在脾切除的同时行胆囊切除术。

　　另外，由于病态肥胖患者，接受胃旁路术后胆结石的发生率高，一些专家推荐在行胃旁路术的同时行预防性胆囊切除术（无论是否发现胆结石），但对于这个观点尚有争议。

B 超能区分胆囊息肉与胆囊结石吗

对于胆囊病变的检查，B 超有时比 CT 更加准确。一般情况下腹部超声可以较好地区分胆囊结石与胆囊息肉。

超声下典型息肉表现为突向胆囊腔与壁相连的中强回声，后方不伴声影，不随体位改变而移动。

结石则表现为胆囊腔内的强回声后方伴声影，可随体位改变而移动。当然，有些泥沙样结石沉积在胆囊腔的某个部位，也会表现出息肉的征象，这个时候 B 超就难以区分了。

因此检查没有好坏之分，要根据检查的不同部位和需要检查的病变来选择。

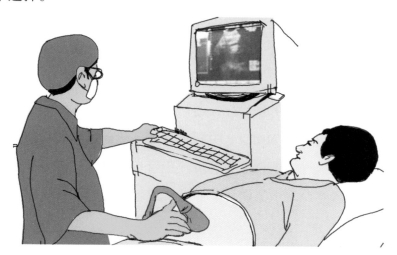

疼得要命的胆结石
怎么治疗

胆结石包括胆囊结石、肝内胆管结石和胆总管结石。胆囊像一个细口的瓶子，通过胆总管连接到肠子。如果常见的胆囊结石卡在胆囊的瓶口或连接的管子中，就可能造成急性胆囊炎或胆管炎，导致发热和严重的疼痛。

这种疼痛一般剧烈而持续，位于右上腹或上腹正中，可以放射至右肩或后背，可能与心绞痛类似。除发热外，还可能伴有恶心呕吐。

此外，如果是胆总管的结石，还可能导致胆汁在肝内淤积形成黄疸，即眼球、皮肤变黄。由于胆总管与胰管使用同一个开口通向肠道，胆总管的结石还可能导致胰腺炎。

急性胆囊炎和急性胆管炎都需要及时去医院，遵医嘱治疗、按要求禁食或忌口。急性胆囊炎一般在抗生素治疗后进行腹腔镜下的胆囊切除术。

急性胆管炎除了抗生素治疗，通常先做一个胃镜下的操作，叫作内镜逆行胰胆管造影（ERCP），并进行取石，然后进行胆囊切除术。

对于一些病情严重的急性胆囊炎或胆管炎，可能还需要从肚子上经过皮进行胆囊穿刺来引流淤积的胆汁，或者通过鼻胆管等进行胆汁的引流。

胆囊切除后会怎么样

胆囊的作用是储存和释放胆汁。胆汁用于乳化脂肪，也就是把食物中不溶于水的脂肪变成小滴悬浮在水溶液中，便于分解。胆汁本身没有分解和消化脂肪的能力，但是如果胆汁不足，脂肪不能充分乳化，就难以与消化酶充分接触，进行充分消化吸收。

与许多人想象的不同，胆囊只是储存胆汁，而并不产生胆汁。我们的肝脏每天源源不断地产生大约 1 L 的胆汁。正常情况下，这些胆汁可以从胆囊口流进胆囊中储存，在我们吃过富含油脂的食物之后释放出来，帮助油脂的消化。

胆囊切除术后，胆汁的分泌不受影响，因此只要做到少吃多餐、避免一餐进食过多油脂，正常的生活和饮食不会受到太大的影响。但是，由于胆囊切除后胆汁贮存量受到限制，难以集中在饱餐后大量释放。如果一餐进食过多油脂，油脂不能充分消化，直接从大便中排出，容易造成消化不良和腹泻。

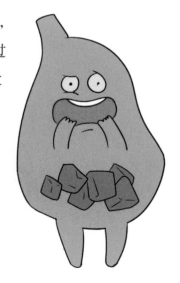

胆囊结石患者
可以喝牛奶或者补钙吗

　　胆汁的储存一般在夜间。牛奶中含有脂类物质，适度喝牛奶可以促进胆汁分泌，降低胆囊内胆汁浓度，防止胆汁过度浓缩、析出、结晶从而形成结石，所以胆囊结石患者可以适度饮用牛奶。

　　大量饮用牛奶或饮用高钙牛奶可能会增加胆汁中钙离子浓度，在体内多种因素作用下导致钙盐析出，形成结石，所以胆囊结石患者可适度饮用牛奶，但不宜选用高钙牛奶。

　　人体内的结石（如胆结石、肾结石等），其主要成分都是不溶性钙盐。现代医学研究认为，结石是遗传、内分泌及饮食等多种因素综合作用的结果。当人体缺钙时，首先表现为血液中的钙含量降低。为维持各种生理功能的正常运行，机体不得不动用骨骼中贮存的钙，发生代谢紊乱。骨质中的钙大量流失到血液中，在泌尿道、胆道等位置，经多种因素作用下形成结石。因此，胆石症患者应该维持合适的钙水平，低钙时可以适当补钙。

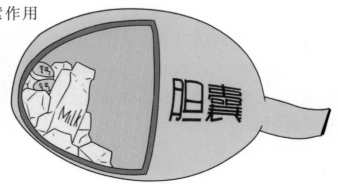

哪些食物会导致或
加重胆囊结石

任何影响胆固醇与胆汁酸浓度比例和造成胆汁淤滞的因素都能导致结石形成。

可导致胆囊结石的食物	高脂饮食，高胆固醇食物如动物内脏、蛋黄、松花蛋、鱼子、巧克力等，以及高甘油三酯食物如肥肉、油炸食品、蛋糕、点心、油条等
	高糖食物，过量的糖分会增加胰岛素的分泌，加速胆固醇的积累，糖被人体吸收后还容易转变为脂肪而产生高脂血症，促使胆结石的发生
	食用未洗净的瓜果蔬菜，不注意饮食卫生，易将蛔虫卵吞入消化道，成虫后蛔虫逆流入胆道产卵或死亡，可形成胆石核心

可加重胆囊结石的食物：精制碳水化合物（长期食用），强刺激性的食物，如烟、酒、咖啡、辛辣刺激调味品（如辣椒、胡椒、辣椒油、五香粉、胡椒粉等），可刺激胆道口括约肌痉挛，导致胆汁排出困难，胆汁淤积加重。

胰腺为什么会发炎

●● 功能强大的胰液

胰腺是人体重要的消化器官，每天分泌 1~2L 胰液。胰液中含有多种消化酶，包括消化蛋白质、淀粉和脂肪的酶，如胰蛋白酶原、胰淀粉酶、胰脂肪酶等。胰液是所有消化液中作用最强大的，胰液中消化蛋白质的酶类其"腐蚀性"也很强，甚至可以对胰腺本身进行自身消化。

但在正常情况下，胰液中的蛋白水解酶并不消化胰腺自身。这是因为胰蛋白酶以酶原形式存在和分泌，酶原形式是没有活性的，不会对胰腺等自身的组织造成危害。酶原只有进入小肠肠腔内才被激活，激活后转化为胰蛋白酶，才能发挥消化的活性。另一方面，胰液中含有一些抑制物，可与胰蛋白酶一对一结合使之失活。

对于急性胰腺炎患者，这个过程和平衡被打破，胰腺内大量胰蛋白酶被激活，激活的蛋白酶对胰腺进行自我消化，引起胰腺的炎症和坏死，出现急性胰腺炎相应的临床表现。胰液的消化作用最强，其正常分泌也极其重要，当胰液分泌发生障碍时，即使其他消化腺分泌都正常，食物中的脂肪和蛋白质仍不能被完全消化，吸收亦受影响，从而导致营养不良。

•• 引起胰腺发炎的多种因素

刺激胰腺过度分泌胰液，或者影响胰液分泌的食物都可以诱发急性胰腺炎。诱因包括：摄入较多的高脂饮食即进食含甘油三酯、胆固醇高的食物，如核桃、鸡蛋黄、油炸食物、肥肉、动物内脏等；大量饮酒，包括红酒、啤酒等；暴饮暴食；强刺激性的食物，如烟、酒、浓咖啡亦可导致急性胰腺炎。

因为暴饮暴食导致短时间内大量食糜进入十二指肠，引起乳头水肿和 Oddi 括约肌痉挛，胰液与胆汁排泄不畅，同时刺激大量胰液与胆汁分泌，从而引发胰腺炎。

酒精诱发胰腺炎，主要原因有：①影响十二指肠 Oddi 括约肌功能，Oddi 括约肌就好比一扇门，胰液需要通过这扇门才能排出，Oddi 括约肌的功能受到影响，导致胰液排出受阻，使胰管内压增加。②增加胰管内沉淀物形成的趋势，导致蛋白栓形成，堵塞胰管。③使腺泡细胞产生毒性代谢产物（如乙醛及脂肪酸乙酯），升高细胞内消化酶及溶酶体酶含量，使细胞处于氧化应激状态易发生损伤而诱发胰腺炎。

肥胖，特别是腹型肥胖会影响机体脂类代谢，导致机体甘油三酯、胆固醇、低密度脂蛋白升高，甘油三酯升高可导致胰腺炎。因此肥胖的人容易发生胰腺炎。

腹型肥胖

即脂肪蓄积在大网膜及腹部皮下，用于判断腹型肥胖的腰围标准为男性 ≥ 90cm，女性 ≥ 80cm。

淀粉酶升高是不是
急性胰腺炎

急性胰腺炎多伴淀粉酶的升高，但淀粉酶升高不等于胰腺炎。因为淀粉酶升高也可见于胰腺肿瘤、肠系膜梗死、肠梗阻、溃疡穿孔、肾功能衰竭等，巨淀粉酶血症也可能导致淀粉酶检测持续升高。

血清淀粉酶和脂肪酶是检测胰腺功能的常用实验室指标，《中国急性胰腺炎（AP）诊治指南》指出，符合以下 3 项特征中的 2 项，即可诊断为急性胰腺炎：①与 AP 符合的腹痛，急性、突发、持续、剧烈的上腹部疼痛，常向背部放射；②血清淀粉酶和（或）脂肪酶活性至少高于正常上限值 3 倍；③增强 CT/MRI 或腹部超声呈 AP 影像学改变。

高淀粉酶血症是临床上经常遇到的情况，多数由急性胰腺炎所致，少数高淀粉酶血症与胰腺炎并无关联。

血清淀粉酶主要来源于胰腺和唾液腺，大多由肾脏以外的途径代谢，但仍有 25% ~ 30% 是由肾通过尿液排泄出去。此外，人体其他组织器官如胃、胆囊、肠道、卵巢及乳腺等或多或少也含有淀粉酶，这些器官出现损伤或炎症时，也能导致血清淀粉酶水平升高。

急性胰腺炎真的
会致命吗

重症急性胰腺炎是可能致命的。

胰腺中的消化酶可以消化蛋白质、脂肪等人体细胞组成成分，如果没进入消化道就在胰腺中被激活，可以导致胰腺自我消化。

轻症急性胰腺炎主要局限于胰腺自身水肿。而重症胰腺炎还会出现胰腺坏死、出血，胰腺周围组织被消化。胰腺处于腹部的中央枢纽地区，重症急性胰腺炎可能导致严重的细菌感染和重要脏器血管受压迫等。

另一方面，重症急性胰腺炎会有大量细胞因子（肿瘤坏死因子、血小板活化因子）和激活的胰酶（磷脂酶、弹性蛋白酶、胰蛋白酶等）进入到全身血液系统，进而导致全身多个器官的功能受到损伤，最终导致多器官功能衰竭，以至于危及生命。

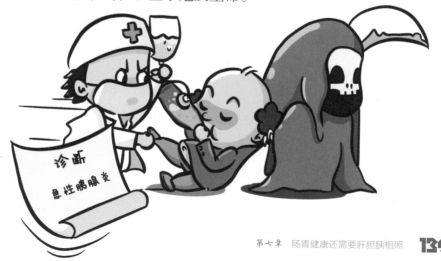

发生急性胰腺炎为什么不能吃东西也不能喝水

在急性胰腺炎的治疗过程中，我们要尽量减少胰液的分泌，使胰腺"休息"。食物进到胃肠里，就会刺激胃肠给胰腺发出信号："别睡啦，原料来啦，快干活！"这个信号会极大地使胰腺兴奋起来，拼命地分泌胰液，帮助消化食物。

在急性胰腺炎发作的时候，胃肠中有食物时仍然会发送这种信号，胰腺接到信号还会工作，而此时工作对胰腺可能造成进一步伤害。

吃东西不行，喝水为什么也不行呢？因为喝水后胃肠里面压力会变大，这同样会刺激胃肠给胰腺发出工作信号，只是没有进食那么强烈而已。

所以急性胰腺炎患者，在疾病早期，不能吃东西，也不能喝水，情况严重时甚至需要放胃管，持续地把胃里的液体引流出来，一点都不能刺激到胰腺这个不要命的工作狂！

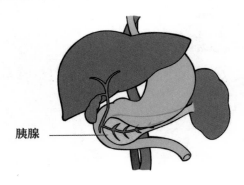

胰腺